KB130237

참을 수 없는
모발의 가벼움

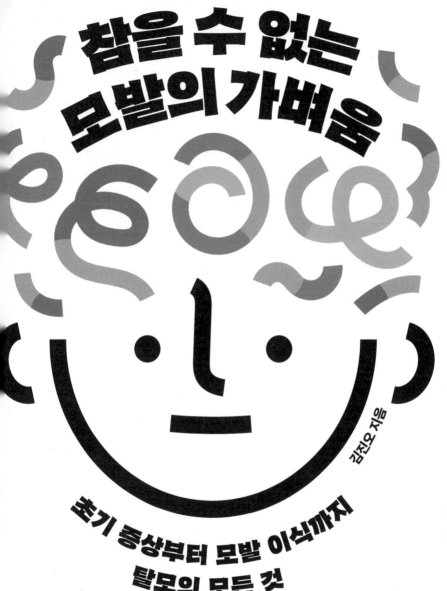

참을 수 없는 모발의 가벼움

김진오 지음

초기 증상부터 모발 이식까지 탈모의 모든 것

프롤로그

어쩌면 의사 집안이라고도 할 수 있겠습니다. 사촌 이내 친인척 중에 의사만 열 명이 넘으니까요. 그러다 보니 제가 의사를 꿈꾼 것도, 의대에 진학한 것도 가족에게는 큰 이야깃거리가 되지 못했습니다. 하지만 성형외과 의사가 되기로 한 건 대단한 사건이었어요.

「뭣이 어쩌고 어째? 성형외과라고?」

이런 분위기였습니다. 집안 내에서 성형외과는 의술보다는 미용 쪽으로 보였기 때문이죠. 또한 돈을 좇는 모습으로도 비쳤을 겁니다. 제가 돈을 아예 생각하지 않았다면 거짓말이겠지만, 돈만 생각해서 내린 결정은 절대 아니었습니다.

저는 외모가 사람에게 얼마나 큰 영향을 끼치는지 몸소 체험한 사람입니다. 지금의 제 얼굴은 평범해 보일 수 있지만, 어린 시절의 저는 결코 평범하게 보이지 않았거든요. 얼굴이 지금과 많이 달랐던 건 아닙니다. 다만, 주변의 환경이 달랐죠.

부모님이 독일 유학 생활을 했기 때문에 저 역시 독일에서 태어났습니다. 차붐이 오기도 전에 제가 먼저 도착했죠. 주변에 동양인이 많지 않았습니다. 자신의 인생에서 첫 동양인이 저였던 사람들도 꽤 있었어요. 짓궂은 아이들은 낯선 외모를 그냥 지나치지 않았습니다.

제 피부색도 피부색이지만, 눈이 더 타깃이 됐습니다. 그 작은 눈으로 뭐가 보이기는 보이느냐고 놀려 대더군요. 그래서 제가 어떻게 했을까요? 두들겨 팼습니다. 눈에 뵈는 게 없는 사람이 얼마나 무서운지 알려 준 거예요. 그렇다고 제 눈에 대한 놀림이 사라졌을까요? 아닙니다. 그런 놀림은 제가 한국에 들어오고 나서야 사라졌으니까요.

한국이 외모에 신경을 쓰지 않는다는 얘기는 아닙니다. 독일보다 더하면 더하죠. 키, 몸무게, 머리숱, 패션 등등. 다양하게 신경 쓰면서, 참 무신경하게 서로 지적하기도 합니다. 그렇기에 저는 성형외과를 선택했습니다. 외모를 바꿔 주면, 그걸로 인생까지 바뀔 거라 기대했거든요.

하지만 성형외과 전문의가 되고 나서 마주친 현실은 기대와 달랐습니다. 성형외과에 찾아오는 환자 대부분은 외모에 큰 결점이 없는 사람들이었습니다. 환자라고 부르기도 민망하고, 고객이라고 부르는 게 더 적합해 보였죠. 못생기지 않은 게 아니라 이미 예쁜 사람이 더 예뻐지기 위해 찾아오는 경우도 많았습니다. 또 성형 수술은 희한하게 재방문율도 높습니다. 결과가 불만족스러워도 다시 찾아오고, 결과가 만족스러워도 다시 찾아오니까요.

저는 신체 이형 장애를 생각할 수밖에 없었습니다. 신체 이형 장애란 외모에 결점이 없거나 그리 크지 않은 사소한 것임에도 심각한 결점이 있다고 여기는 정신 질환입니다. 이런 경우에는 성형 수술을 통해 예쁜 쌍꺼풀이 생겨도 고개를 갸웃하게 됩니다. 거울을 보면서 〈그런데 내 코는 왜 이렇게 낮은 거지?〉 같은 생각을 하죠. 그래서 코를 높이면 어떻게 될까요? 〈그런데 내 가슴은 왜 이렇게 작아?〉 같은 생각이 이어질 뿐입니다. 성형 수술을 통해 이런 분들의 인생이 더 좋은 쪽으로 바뀌는지 모르겠습니다. 이분들의 문제는 눈도, 코도, 가슴도 아니었으니까요.

하지만 모발 이식의 경우는 달랐습니다. 모발 이식에 만족한 사람들은 관리를 목적으로 병원에 다시 찾아오더라도, 무분별하게 다른 수술을 바라지 않습니다. 쌍꺼풀 수술에 만족한 사람이 코와 가슴을 이어서 건드릴 수는 있습니다. 그런데 모발 이식에 만족한 사람이 코털과 가슴털을 건드리지는 않잖아요? 그 이유가 뭘까요? 모발 이식을 받는 사람들은 신체 이형 장애가 아니었기 때문입니다. 또한 모발 이식을 받는 사람들은 외모로 큰 이익을 얻을 생각도 없습니다. 그저 불이익을 덜 받기 위해 수술을 하는 거니 그 끝이 있는 겁니다.

저는 자연스레 모발 이식 분야에 관심을 두게 됐습니다. 2000년대만 하더라도 모발 이식은 천대받는 분야였습니다. 주먹구구식으로, 불법 행위도 판을 쳤죠. 기피 업종처럼 취급되기도 하고, 단순노동이라는 인식도 있었습니다. 머리카락 수천 개를 하나하나 옮기는 작업이니까요. 미적 감각이 떨어지는 사람도 할 수 있는 평범한 일로 보이기도 했습니다. 하지만 저는 평범할 수도 있는 일을 비범하게 해내고 싶었습니다.

관련된 논문을 깡그리 찾아 읽었습니다. 그런데도 갈증은 오히려 더 커졌어요. 선진적이고 체계적인 기술을 직접 배우고 싶었고, 몸으로 완벽히 익히고 싶었습니다. 그래서 세계의 대가들에게 이메일을 보냈습니다. 수술하는 걸 보고 싶다고, 배우고 싶다고 말입니다. 뜬금없는 소리일 수 있는데 대부분 답장을 주더군요. 〈찾아오면 가르쳐 주겠다〉라고 하기에 저는 바로 짐을 싸서 찾아 나섰습니다.

흔쾌히 맞이해 주고 가르쳐 준 Dr. Harris, Dr. Heitman,

Dr. Shapiro, Dr. Feller, Dr. Rahal에게는 지금도 감사합니다. 특히 모발 이식의 살아 있는 역사라고 할 수 있는 Dr. Rassman은 한국에 뉴헤어 병원New Hair Institute을 낼 수 있도록 도움을 주기도 했죠.

한국으로 돌아와 처음 병원을 차렸을 때, 저는 기대가 컸습니다. 최고의 기술을 가졌다고 자부했으니까요. 하지만 기술과 경영은 별개의 문제였습니다. 병원을 찾는 사람은 그리 많지 않았습니다. 탈모를 심각하게 걱정하는 사람들조차 병원에 찾아가는 것을 주저했거든요. 전혀 효과가 없는 민간요법들이 판을 쳤는데, 그것들은 오히려 탈모를 악화시키기도 했습니다.

옳은 정보를 알려야 한다는 의무감으로, 환자가 찾아오지 않으면 의사가 찾아가야 한다는 마음으로 블로그를 시작했습니다. 요즘은 문제가 생겼을 때 가장 먼저 하는 것이 인터넷 검색이니까요. 오랜 시간 하다 보니 3천 개가 넘는 글이 쌓였습니다. 몇 년 전부터 유튜브도 운영하고 있는데, 22만 명의 구독자도 보유하고 있어요. 그 덕분인지 병원도 자리 잡게 되었습니다.

그동안의 자료를 정리하여 책을 만듭니다. 저는 탈모 치료가 모든 탈모인에게 필요하다고 생각하지는 않아요. 하지만 탈모인을 위한 안내서는 모든 탈모인에게 필요하다고 믿습니다. 이 책이 그런 역할을 하기를 바랍니다.

차례

1장
머리카락은 왜 중요할까?

머리카락이란 무엇인가?

머리카락을 굉장히 특별하게 생각하는데, 사실은 간단합니다. 털이죠, 머리카락에 있는 털. 그렇다면 털은 왜 생긴 걸까요?

지구는 45억 년 전에 생겼습니다. 지구 최초의 생명체는 35억 년 전에 생겼고요. (몇억 년 정도의 사소한 오차가 있을 수는 있겠지만 그건 대충 넘어가도록 합시다.) 아무튼 바다에서 태어난 그 생명체에게 털이 없었던 것만큼은 확실합니다. 털뿐만 아니라 다른 많은 것이 없었습니다. 손톱과 발톱은 말할 것도 없고, 피부와 척추도 없었죠. 척추동물이 나온 건 그로부터 30억 년이 지나고 나서의 이야기입니다. 그리고 또 1억 년이 지나고 나서야 척추동물이 육지로 올라오게 되었습니다.

다들 아시다시피 바다와 육지는 완전히 다릅니다. 육지는 태양이 더 직접적으로 내리쬐고, 더 건조하고, 물리적 충격도 더 강하게 느껴지고, 기온의 변화 역시 더 큽니다. 그러한 것들로부터 보호하기 위해 피부는 더 두껍게 변했습니다. 표피 일부가 튀어나오거나 접히면서 보호막의 역할이 강화되기도 했죠. 어류와 파충류에게는 넓은 비늘이, 조류에게는 깃털이, 우리 같은 포유류에게는 털이 생긴 겁니다. 그러니까 비늘과 깃털과 털은 형태와 기능이 다르지만 그 기원이 같은 상동 기관인 거죠.

털이 왜 생겼는지를 알면 털이 무슨 역할을 하는지도 알 수 있습니다. 태양으로부터의 직접적인 노출을 막아 주고, 수분을 잡아 주고, 물리적 충격으로부터 쿠션 역할을 해주고, 온도를 유지하게 도와줍니다.

환경의 변화로 털을 가지게 된 것처럼, 환경의 변화로 털을 잃게 됩니다. 신생대 제사기의 첫 시기인 플라이스토세 기간에 아프리카는 건조해집니다. 그렇기에 인간은 숲에서 초원으로 나가야 했어요. 인간이 나오기 전 포유류의 사냥은 주로 밤에 이뤄졌습니다. 변온 동물들의 활동성이 떨어지는 시간을 노렸기 때문이죠. 하지만 인간은 이미 적응을 마친 포식자와의 경쟁에서 밀릴 수밖에 없었습니다. 그래서 다른 방법을 찾아야 했습니다.

그건 낮에 사냥하는 겁니다. 털의 열 보존성이 여기에서는 단점으로 작용합니다. 털은 외부의 추위로부터 보호해 주지만, 내부의 열기로부터 보호되지 않습니다. 몸 안의 열을 배출시킬 수 없어 열사병에 걸리게 됩니다. 치타를 생각해 보면 쉬워요. 치타는 시속 110킬로미터로 달릴 수 있지만 20초만 달리고 쉬어 줘야 합니다. 치타는 멀리서부터 뛰어와서 사냥하는 게 아니에요. 최대한 근처까지 몰래 다가가서 잠깐 뛰는 거죠. 쉬는 동안은 몸의 온도를 낮추는 데에 최선을 다합니다. 그늘로 들어가고, 털이 없는 발바닥과 귀를 공기에 노출하고요.

인간이 직립 보행을 하던 초기에는 더운 날 20분을 걸으면 열사병에 걸릴 지경이었습니다. 열을 배출하기 위해서는 털옷을 벗어야 하죠. 털이 사라진 자리에 땀샘이 생기며 더 효과적으로 체온 조절을 할 수 있게 됐습니다.

그런데 머리에는 털이 왜 남아 있는 걸까요? 인간은 필요에 의해 털을 가졌고, 또 필요에 의해 털을 잃었습니다. 그렇다면 머리카락 역시 필요해서 남아 있는 걸까요? 아니면 아직 덜 된 진화일까요?

머리카락 역시 털과 비슷한 기능이 있기는 합니다. 하지만 지금은 그 기능을 다른 것들로 충분히 대체할 수 있죠. 물리적인 충격으로부터 보호하기 위해 머리카락을 기르는 사람은 없잖아요? 헬멧을 쓰면 되니까요. 체온 유지를 위해서라면 두툼한 털모자를 쓸 수 있습니다. 나폴레옹이 러시아에서 후퇴할 때, 대머리가 더 많이 동사했다는 기록이 남아 있기는 합니다. 하지만 그건 아주 예외적인 경우죠. 주변의 대머리 중에서 얼어 죽을까 걱정하는 사람이 있나요? 없습니다. 머리카락의 기능은 크지 않거나 사실상 없다고 봐도 무방합니다. 그렇기에 패션 대머리도 있는 거겠죠.

여기까지 인정하는 사람들이 많을 겁니다. 하지만 머리카락이 중요하지 않다는 의견을 가진 사람은 또 없을 겁니다. 손목시계를 차는 이유가 정확한 시간을 알기 위해서만이 아닌 것처럼, 머리카락 역시 원래의 기능과는 다른 이유로 중요해졌습니다. 물론 머리카락과 손목시계에는 차이가 있습니다. 휑한 손목보다 휑한 머리가 더 부정적으로 보이니까요.

탈모는 왜 부정적으로 보일까?

과거 탈모에 대한 인식은 어땠을까요? 고대 바빌로니아에서는 제사장이 대머리가 되면 참수했습니다. 신에게 저주받았다고 보았거든요. 머리카락이 떨어져 나가면 덩달아 머리까지 떨어져 나가는 셈이었죠.

성경에서도 탈모를 저주처럼 언급합니다. 〈두려움이 그들을 덮을 것이요 모든 얼굴에는 수치가 있고 모든 머리는 대머리가 될 것이며〉(「에스겔서」 7장 18서), 〈모든 머리를 대머리가 되게 하며 독자의 죽음으로 말미암아 애통하듯 하게 하며〉(「아모스서」 8장 10절)와 같은 표현이 나오죠.

가장 흥미로운 이야기는 여기입니다. 〈엘리사가 거기서 벧엘로 올라가더니 그가 길에서 올라갈 때에 작은 아이들이 성읍에서 나와 그를 조롱하여 이르되 대머리여 올라가라 대머리여 올라가라 하는지라. 엘리사가 뒤로 돌이켜 그들을 보고 여호와의 이름으로 저주하매 곧 수풀에서 암곰 둘이 나와서 아이들 중의 사십이 명을 찢었더라〉(『열왕기하』 2장 23~24절) 속뜻이야 다를 수 있겠습니다만, 표면적으로 봤을 때는 대머리를 놀려서 살인까지 일어난 것입니다.

기원전 1500년 전 이집트의 의학 문서인 에베르스 파피루스에는 탈모 치료에 대한 기록이 있습니다. 치료의 대상이었다는 건 역시나 긍정적인 시선으로 보지 않았다는 거죠.

탈모에 대한 인식은 이렇게나 오래전부터 꾸준히 부정적이었습니다. 건축가 유현준은 이것을 위치 에너지를 통한 과시와 연관 지어 설명합니다. 건축에서의 과시는 거석문화에서부터 나타납니다. 거석문화는 거대한 돌로 구조물을 만들어서 숭배의 대상으로 삼는 걸 말합니다. 한국의 고인돌, 영국의 스톤

헨지, 이스터섬의 모아이인상 같은 것들이 여기에 속하죠. 실용적이지 않은 이 건축물들은 권력의 상징이기도 했습니다. 위치 에너지를 보여 주니까요.

높은 곳에 있는 물체는 위치 에너지를 가집니다. 에너지 보존 법칙에 따라 운동 에너지와 위치 에너지는 서로 바뀔 뿐 에너지 총량에는 변화가 없죠. 간단하게 예를 들면 이런 거예요. 선반 위의 높은 돌은 위치 에너지를 가지고 있습니다. 그 돌이 떨어지면 사람을 다치게 할 수 있는 운동 에너지로 바뀌죠. 반대로 생각하면 높은 곳에 물건을 올려놓는 것은 운동 에너지가 필요한 일입니다. 그러니 고인돌이나 피라미드는 많은 사람을 동원해서 운동 에너지를 일으킬 수 있다는 걸 보여 주는 예시입니다.

위치 에너지를 통한 과시는 건축에서만 나타나는 게 아닙니다. 사람에게서도 나타나죠. 상투, 갓, 가체, 왕관 등은 상층부의 부피를 키워서 사람을 더 돋보이게 만들잖아요? 조선 시대에는 신분에 따라 갓의 높이가 달랐습니다. 이런 현상은 현재도 찾아볼 수 있습니다. 요리사들은 높은 위치에 오를수록 기다란 모자를 쓰니까요.

신체 가장 높은 곳의 볼륨이 줄어드는 탈모는 위치 에너지의 감소로 이어집니다. 그래서 부정적으로 보이는 거예요. 키 역시 위치 에너지와 밀접한 관계가 있습니다. 미국에서는 1976년 이후로는 키 180센티미터 이하가 대통령에 당선된 적이 없습니다. 이게 단순한 우연일까요?

지난 2023년 6월, 민간 군사 기업 바그너 그룹의 수장 프리고진은 우크라이나에 있던 병사들을 돌려 모스크바로 진군합니다. 쿠데타는 얼마 못 가 실패하였는데, 몇몇 사람은 실패 원인을 엉뚱한 곳에서 찾았습니다. 바로 그가 대머리이기 때문에 실패했다는 거죠.

니콜라스 1세(대머리), 알렉산드르 2세(비대머리), 알렉산드르 3세(대머리), 니콜라이 2세(비대머리), 게오르기 리보프(대머리), 알렉산드르 케렌스키(비대머리), 블라디미르 레닌(대머리), 이오시프 스탈린(비대머리), 라브렌티 베리야(대머리), 게오르기 말렌코프(비대머리), 니키타 흐루쇼프(대머리), 레오니트 브레즈네프(비대머리), 유리 안드로포프(대머리), 콘스탄틴 체르넨코(비대머리), 미하일 고르바초프(대머리), 보리스 옐친(비대머리), 블라디미르 푸틴(대머리), 드미트리 메드베데프(비대머리), 다시 블라디미르 푸틴(대머리)까지 러시아는 200여 년 동안 대머리와 비대머리가 번갈아 가며 국가 원수를 해왔습니다. 그렇기에 대머리인 푸틴이 집권하고 있는데, 이어서 대머리인 프리고진이 집권할 수 없다는 거였어요.

사람들은 이 우연에 놀라워했지만, 더 놀라워해야 할 우연은 따로 있습니다.

미국에서는 제34대 대통령인 아이젠하워 이후 단 한 명의 대머리도 대통령에 당선된 적이 없습니다. 무려 열한 명 연속으로요. 러시아와 미국의 탈모 비율이 유의미하게 다른 걸까요? 그렇지 않습니다. 두 나라 모두 성인 남성 기준 약 40퍼센트 정도가 탈모니까요. 그저 우연히 열한 명 연속으로 비대머리가 당선될 확률은 0.6의 11제곱, 그러니까 0.36279706퍼센트에 불과합니다.

국민은 투표에서 대머리를 뽑지 않습니다. 머리카락을 뽑는 게 아니라 대통령을 뽑는 건데도요. 대한민국에서도 민주화 이후 대머리 대통령은 단 한 명도 나오지 않았습니다. 그동안 미국에서는 흑인 대통령이, 한국에서는 여성 대통령이 나왔지만요. 혹시 민주주의는 대머리의 적인 게 아닐까요? 챗GPT에 한번 물어봤습니다.

〈지난 60년 동안 미국에서는 대머리 대통령이 나오지 않았다. 민주주의는 대머리의 적인가?〉

그러자 이렇게 답이 나옵니다. 〈아니요, 민주주의는 대머리와 무관한 정치적 체제입니다. 대머리 대통령이 나오지 않았다는 것은 단순히 대통령 후보자나 대통령들의 외모나 특징과 관련된 우연의 일치나 경향일 수 있습니다. 미국 대통령이나 정치인들은 다양한 외모와 배경을 가지고 있으며, 대통령으로서의 역량과 정책 등을 더 중요한 요소로 간주합니다. 민주주의는 국민의 의견을 존중하고 대표하는 체제로, 국가의 행정부와 입법부가 국민의 선택을 통해 형성되고 정책이 결정됩니다. 이와는 관련 없이 민주주의 체제에서도 다양한 인물이 대통령이나 정치적 리더로 등극할 수 있습니다. 따라서 외모나 특징과는 무관하게 역량과 정책이 정치적 성패에서 더욱 중요한 역할을 합니다.〉

글쎄요? 저는 챗GPT의 말에 동의하기 어렵습니다. 외모나 특징과는 무관하다는데, 조지 오웰이 쓴 『동물농장』이 떠올랐습니다. 〈모든 동물은 평등하다. 그러나 어떤 동물은 다른 동물보다 더 평등하다.〉

저는 이 문장을 이렇게 바꾸고 싶습니다. 〈민주주의는 대머리와 무관한 정치적 체제다. 하지만 어떤 사람들은 다른 사람들보다 더 무관하다.〉

머리카락이 없으면 벌어지는 일

2022년 대통령 선거 당시, 이재명 후보는 탈모 치료의 건강 보험 적용 확대를 공약으로 내걸며 이렇게 말했습니다. 〈탈모 치

료가 곧 연애고 취업이고 결혼이다.〉

이 말을 다시 생각해 보면 탈모인들이 연애와 취업과 결혼에 있어 불이익이 그만큼 크다는 거예요. 그 내용을 조금 더 자세히 들여다볼까 합니다.

한 결혼 정보 회사에서 미혼 남녀 300명을 대상으로 만나기 꺼려지는 이성의 조건을 물어봤습니다. 여성이 꼽은 1위는 탈모였습니다. 대머리여도 상관없다고 대답한 여성의 비율은 고작 10퍼센트에 불과했죠.

그리고 또 다른 어느 결혼 정보 회사의 남성 회원 등급표가 인터넷에 돌아다닌 적이 있습니다. 재산(100점 만점), 학벌(80점 만점), 키와 몸무게(60점 만점)로 점수를 매겼죠. 재산이 100억 이상이면 100점, 50~60억이면 90점 같은 식이었습니다. 그런데 대머리라면 10점이나 감점됩니다. 재산뿐만 아니라 다른 부분에서도 10점은 아주 큰 차이였습니다. 학벌은 최고점과 최저점의 차이가 27점이고, 키와 몸무게는 최고점과 최저점의 차이가 18점이었거든요.

취업 시장에서도 마찬가지입니다. 물론 취업 시장에서는 이렇게 통계가 나오기 어렵습니다. 하지만 여러 사례가 있죠. 2016년 5월, 서울의 한 특급 호텔 연회 행사에 단기 아르바이트로 채용된 A 씨는 출근 첫날 황당한 통보를 받습니다. A 씨가 대머리인 걸 확인한 채용 담당자가 채용을 거부했거든요. A 씨는 국가 인권 위원회에 진정을 제기했습니다. 조사 결과, 호텔과 협력사 모두 대머리가 호텔 접객에 부적합하다는 의견을 갖고 있었습니다.

2015년 8월, B 씨의 경우는 조금 더 황당해요. 회사 직원 기숙사 시설 관리직에 채용된 B 씨는 회사 근처에 숙소까지 구했습니다. 하지만 출근 당일 대머리이기 때문에 일을 같이할 수 없다는 이야기를 들어야 했죠. B 씨는 대머리라고 해서 보일러나 공조기 가동 등의 시설 관리 업무가 불가능하느냐고 따졌지만, 소용이 없었습니다.

이 역시 인권위에 제소됐습니다. 인권위에서는 〈탈모로 인한 대머리는 개인의 선택에 따라 좌우할 수 없는 자연적인 현상에 해당하는 신체적 조건이다. 이를 이유로 채용에 불이익을 주거나 가발 착용 의사를 확인하는 행위는 합리적인 이유가 없는 고용상의 차별 행위〉라고 지적했습니다.

인권위에서는 위의 두 회사에 재발 방지 대책을 세울 것을 권고하기도 했습니다. 재발 방지 대책으로 무엇이 나왔을까요? 어쩌면 이력서에 사진을 첨부하게 했을 수도 있습니다. 어쩌면 면접 심사를 추가했을지도 모르죠. 대머리에 대한 차별을 없애는 게 아니라, 티 나지 않게 걸러 내는 쪽으로 말입니다. 어쩌면 재수가 없었다고 생각할지도 모릅니다. 대머리를 안 뽑거나 뽑기 싫어하는 건 자기 회사만이 아니라면서요.

혹시나 말씀드립니다만, 저는 정치에 꿈이 없습니다. 앞으로도 쭉 의사로 살고 싶을 뿐, 괜히 국회 의사당을 기웃거릴 생각은 없죠. 그래도 혹시나 입법 활동을 할 기회가 생긴다면 만들고 싶은 법은 있습니다. 그건 바로 〈대머리 놀림 방지법〉.

한국에는 이미 명예 훼손죄도 있고, 모욕죄도 있습니다. 〈공연히 사실을 적시하여 사람의 명예를 훼손한〉 경우 명예 훼손죄로 처벌받으며, 〈공연히 허위의 사실을 적시한〉 경우에는 더 큰 처벌을 받습니다. 〈공연히 사람을 모욕한〉 경우에는 모욕죄로 처벌을 받습니다. 두 집 살림한다고 말하고 다니면 명예 훼손이고, 개새끼라고 말하고 다니면 모욕인 셈이죠.

2010년, 김 모 씨는 온라인 게임 채팅 창에 〈촉 뻐꺼, 대머리〉라는 글을 썼습니다. 〈촉〉은 같은 게임을 하는 박 모 씨의 닉네임이었고, 〈뻐꺼〉는 머리가 벗겨졌다는 뜻의 속어였죠. 실제로 박 모 씨는 대머리가 아니었습니다. 박 모 씨는 김 모 씨가 허위 사실을 적시하여 명예를 훼손하였다며 기소했습니다.

결론부터 말씀드리자면 무죄였습니다. 하지만 아주 치열했죠. 1심에서는 〈단어 자체에 어떤 경멸이나 비하의 뜻이 있다고 보기 어렵다〉며 무죄, 2심에서는 〈통상 일반인이 대머리라는 표현을 들었을 때 부정적인 의미로 받아들일 여지가 없지 않다〉며 유죄, 대법원에서는 〈경멸적 감정을 표현하여 모욕을 주기 위해 사용한 것일 수는 있을지언정 객관적으로 그 표현 자체가 상대방의 사회적 가치나 평가를 저하할 수 없다〉며 무죄를 선고했습니다. 몇몇 법률 전문가는 만약 명예 훼손이 아니라 모욕죄로 고발하였으면 그 죄가 성립할 가능성도 보인다고 했습니다.

그런데 2022년 영국 셰필드 고용 재판소에서는 색다른 시각의 판결이 나왔습니다. 한 제조 기업에서 약 24년 동안 전기 기술자로 근무한 토니 핀은 회사를 상대로 소송을 제기했습니다. 상사가 자신을 〈뚱뚱한 대머리〉라고 상습적으로 불렀고, 부당 해고를 당했다고 주장하면서요.

재판소는 〈대머리라는 표현은 청구인의 존엄성에 대한 침해이자 성별에 관련된 성차별〉이라고 판단했습니다. 회사 측 변호사는 〈남성뿐만 아니라 여성들도 대머리인 사람이 많다〉며 성차별이 아니라 주장했지만 받아들여지지 않았습니다. 〈대머리는 여성보다 남성에게 훨씬 더 흔하므로 이 용어를 사용하는 건 본질적으로 성과 관련 있다〉는 것이었죠. 〈가슴 크기를 언급하며 성희롱할 때 당하는 사람의 대부분은 여성일 가능성이 높다〉며 〈대머리 역시 여성보다는 남성에게 훨씬 더 만연해 있어 성희롱으로 볼 수 있다〉고 판결했습니다.

법도 말도 시대에 따라서 변합니다. 〈조선인(朝鮮人)〉을 일본식으로 읽으면 〈조센진〉입니다. 처음에 조센진은 멸칭이 아니라 가치 중립적인 단어였습니다. 하지만 식민지라는 배경에서 지배자인 일본인과 피지배자인 조선인은 불평등했고, 점차 비하의 의미를 내포하게 됩니다.

대머리에게도 충분한 배경이라는 게 있습니다. 만약 대머리가 어떤 불이익도 받지 않는 사회였다면, 저는 〈대머리 놀림 방지법〉 같은 걸 생각하지도 않았을 겁니다. 탈모 치료 전문 의사가 되지도 않았을 거고요.

이 글을 읽는 분들이라도 대머리를 놀리지 말아 주기를 간곡히 바랍니다.

머리카락이 없으면 나이 들어 보인다

옳고 그름을 떠나 외모는 그 사람의 이미지를 드러내는 데 매우 중요합니다. 외모는 사전적인 의미로 〈겉으로 드러나 보이는 모양〉입니다. 그러니 머리부터 발끝까지 모두 외모라고 할 수 있겠죠. 보통 생각하는 외모의 핵심은 얼굴과 몸매입니다만, 머리카락도 빼놓아서는 안 됩니다. 예뻐 보이는 것만큼이나 중요한 게 어려 보이는 거니까요.

풍성한 머리카락은 사람을 생기 있고, 어려 보이게 해줍니다. 〈느그 아부지 뭐 하시노?〉란 대사로 유명한 배우 김광규는 영화 「친구」에서 교사로 출연했는데, 학생으로 출연한 배우 유오성보다 오히려 한 살이 어렸어요. 유오성은 1966년생이고, 김광규는 1967년생입니다. 만약 머리숱이 반대였다면 어땠을까요? 그래도 김광규 배우가 교사를 하고, 유오성 배우가 학생을 할 수 있었을까요? 만약에 그랬다면 〈느그 아부지 뭐 하시노?〉 대신 〈댁의 아드님은 뭐 하시나요?〉라고 공손히 물어봤을 수도 있습니다.

신기하게도 지금의 김광규 배우는 그렇게 나이가 들어 보이지 않습니다. 그 이유는 간단합니다. 초등학생 때 키가 170센티미터였던 친구를 성인이 되어 다시 만났는데, 여전히 그 키라고 생각해 보세요. 키가 안 커 보이겠죠? 일찍 찾아온 탈모로 일찍 나이가 들어 보였을 뿐, 사실 얼굴 자체는 동안이었던 겁니다.

요즘은 사진 필터 애플리케이션이 많습니다. 피부를 하얗게, 턱을 갸름하게 만드는 것만 가능한 게 아닙니다. 풍성한 분들을 대머리처럼, 대머리인 분들을 풍성한 것처럼 보이게도 만듭니다. 한번 해보면 그 차이를 쉽게 알아볼 수 있습니다.

알아 두면 쓸모 있는
모발 이야기 1

위대한 염소

할리우드 배우 제니퍼 로런스는 메릴 스트리프를 고트goat라고 불렀습니다. 〈고트, 이거 좀 해주시겠어요? 고트, 이리로 와주세요!〉 이렇게 말이죠. 그러던 어느 날, 메릴 스트리프가 〈그래, 이 늙은 염소가 어디로 갈지 말해 줘〉 하고 말했습니다. 뭔가 수상함을 느낀 제니퍼 로런스는 고트가 〈역대 최고Greatest Of All Time〉라는 뜻인 걸 아느냐고 물었습니다. 그러자 메릴 스트리프의 눈이 동그래졌죠. 메릴 스트리프에게 고트는 그저 염소였던 겁니다.

요즘은 은어나 신조어가 빈번하게 쓰입니다. 무슨 말을 하는지 못 알아듣는 경우도 많죠. 존경의 의미가 담겨 있다면 다행이겠으나, 때로는 비하의 의미가 담겨 있는데도 못 알아들을 수 있습니다. 결이 살짝 다르기는 합니다만, 해외여행을 하기 전에 그 나라의 욕을 미리 배워 두는 사람도 있습니다. 자기가 무시당하고 있는 상황이라는 걸 모른 채 당하고 싶지 않아서요.

탈모인에게는 여러 가지 별명이 있습니다. 빡빡이나 문어 같은 건 이미 너무 익숙하죠. 하지만 새로운 별명도 계속해서 생겨나고 있습니다. 모른 채 당하지 않았으면 하는 마음에 몇 가지를 소개하겠습니다.

다코야키

다코야키의 주재료는 문어입니다. 문어와 탈모인은 떼려야 뗄 수 없죠. 게다가 다코야키는 생긴 것도 둥그스름해 꼭 머리통 같죠. 온라인상에서 널리 쓰이는데 이런 의견도 있기는 합니다. 대머리는 가다랑어포가 없으니 다코야키라 불릴 자격이 없다고요.

수치심이 없는 사람

〈모〉나 〈헤어〉를 이용한 말장난에는 이미 익숙해졌을 겁니다. 〈모〉자람이 없는 사람, 〈헤어〉 나올 수 없는 매력 같은 놀림이 요. 이것도 말장난입니다. 〈수치심이 없는 사람〉은 〈숱이 심히 없는 사람〉과 발음이 비슷하죠.

리버스 투 블록

투 블록은 헤어스타일의 한 종류입니다. 앞머리와 윗머리는 남기고, 옆머리와 뒷머리를 짧게 자르는 스타일입니다. 머리가 두 부분으로 나눠진다고 해서 투 블록이라고 부르는 거죠. 미용실에 가지 않아도 탈모인은 머리가 자연스럽게 두 부분으로 나뉘고는 합니다. 앞머리와 윗머리는 빠지고, 옆머리와 뒷머리는 남게 되죠. 그러다 보니 투 블록의 반대라는 의미에서 리버스 투 블록 혹은 투 블록의 여집합 등으로 불립니다.

사람의 신체적 특징을 가지고 놀리는 행위는 당연히 옳지 않습니다. 탈모로 인해 우울증을 앓고 있는 분들이 많은데, 사실 그분들은 탈모 때문이 아니라 이 사회의 시선 때문에 우울증을 앓는 거예요. 저는 탈모인들이 그 시선에서 조금 더 자유로워졌으면 합니다.

메릴 스트리프는 까마득한 후배가 자기를 늙은 염소 취급한다고 여기면서도 크게 개의치 않았습니다. 어쩌면 속으로 이렇게 생각했을 수도 있습니다.

〈네가 뭐라고 해도 나는 역대 최고의 배우야!〉

2장
머리카락은 왜 빠질까?

탈모란 무엇인가?

탈모의 사전적인 의미는 이렇습니다.

    1. 털이 빠짐. 또는 그 털.

    2. 머리카락이 빠지는 증상.

    하지만 탈모를 이렇게 설명해서는 안 됩니다. 털은 원래 계속 빠집니다. 머리카락이 빠지는 것 역시 자연스러운 현상이라 탈모라고 부르기 어렵습니다. 이것은 인간뿐만 아니라 털을 가진 동물 대부분이 마찬가지죠. 주로 계절에 따라 털이 자라고 또 빠집니다. 여름을 시원하게 나기 위해, 그리고 겨울을 따뜻하게 나기 위해 털갈이를 하는 식으로요. 사모에드나 웰시코기 같은 강아지를 키우는 분들이라면 굳이 설명을 해드릴 필요도 없을 겁니다.

사람은 계절성의 영향이 다른 동물들보다 적은 편입니다. 대신 나름의 주기를 가집니다.

성장기는 모낭이 새로운 머리카락을 형성하는 시기입니다. 털망울(모구) 부분에서 세포 분열이 활발하게 일어나서 모발이 생성되죠. 사람에 따라서, 그리고 각각의 모낭에 따라 다르지만 보통 2년에서 6년 정도 성장기가 유지됩니다. 그동안 한 달에 1센티미터 정도가 자랍니다. 그러니까 일반적으로 머리카락은 아무리 자라 봤자 30~90센티미터 정도가 최대입니다. 라푼젤처럼 머리를 기를 수는 없습니다. 라푼젤 정도는 아니더라도 머리카락이 몇 미터나 되는 사람이 있기는 있습니다만, 그건 굉장히 특이한 경우입니다. 보통은 길러도 한계가 있습니다.

모발 주기 4단계

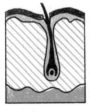 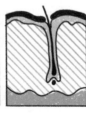 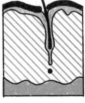 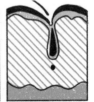

성장기Anagen
건강한 모발을
위한 중요한 단계

퇴행기Catagen
성장을 멈추고
쉬어 가는 단계

휴지기Telogen
모발이 탈락을
준비하는 단계

발모기Exogen
기존 모발이 자연
탈락하는 단계

퇴행기가 되면 모낭 바닥이 위로 올라가며 수축합니다. 이 퇴행기를 지나면 휴지기에 들어오게 되고, 휴지기인 3~5개월 동안 머리카락은 더 이상 자라지 않습니다. 탈락기가 되면 고정 부위가 느슨해지면서 머리카락이 빠지게 되죠. 이런 주기를 15~25회 정도 반복합니다.

모낭마다 성장 주기가 다르므로 한 사람의 머리에도 성장기와 퇴행기와 휴지기와 탈락기가 모두 섞여 있습니다. 매일 50~100개의 머리카락이 빠지는 건 자연스러운 일이고, 다시 머리카락이 자라납니다. 그렇기에 탈모는 단순히 머리카락이 빠지는 게 아니라 평균치 이상 얇아지거나 빠지는 것, 빠진 모발이 나지 않는 것으로 봐야 합니다.

그럼, 탈모의 원인은 무엇이 있을까요?

남성 탈모

사람은 누구나 모낭을 가지고 태어납니다. 모낭에서 나오는 머리카락은 굵어지기도 하고 길어지기도 하죠. 하지만 모낭의 숫자가 더 많아지지는 않습니다. 균형 잡힌 식사나 규칙적인 운동을 한다고 해도 모낭의 숫자가 늘어나지 않는다는 얘기예요. 사람들 대부분은 청소년 시절까지 낮은 헤어라인이 있다가 20~22세가 되면서 헤어라인이 올라갑니다. 그리고 안정적으로 자리 잡아요. 모두가 그렇다는 건 아니고 대부분은요. 물론, 탈모인 사람의 헤어라인은 멈추지 않고 더 후퇴를 합니다.

의학의 아버지 히포크라테스는 환관들이 대머리가 되지 않는다는 사실을 알아냈습니다. 또한 아리스토텔레스는 성생활을 할 수 있는 시기 전에는 대머리가 되지 않는다고 했습니다. 당시에는 호르몬에 대한 개념이 없었겠지만 뭔가를 눈치채고 있었던 것 같아요. 하지만 이들의 방법은 특이했죠. 히포크라테스는 아편, 비둘기 똥, 고추 등을 섞어 약을 만들었습니다. 아리스토텔레스는 염소 오줌을 머리에 바르라고 했죠. 효과가 있었을까요?

우선 히포크라테스는 대머리입니다. 아리스토텔레스는 글쎄요? 머리에 염소 오줌을 바르고 다닌다면 성생활을 할 수 있는 시기가 평생 안 오기야 하겠네요.

호르몬은 우리 몸에 있는 내분비샘에서 나온다고 알려졌지만, 비단 샘 조직뿐 아닌 여러 기관이나 신경 조직 등을 통해서도 분비가 된다고 밝혀졌습니다. 이렇게 분비된 호르몬은 특별한 수송선 없이 혈관을 타고 온몸을 흐르며 적은 양으로 표적 기관에 영향을 미치며 그 지속 시간도 매우 깁니다.

제대로 된 호르몬 연구는 1942년이 되어서야 이루어졌습니다. 히포크라테스로부터 2천 년도 더 지난 시점이었죠. 예일 대학교의 해부학 교수였던 제임스 해밀턴은 거세된 남성 104명을 모집했습니다. 테스토스테론뿐만 아니라 남성화 관련 호르몬 대부분이 대개 고환에서 만들어지니까요. 사춘기 전에 거세된 사람, 사춘기 동안 거세된 사람, 사춘기 후에 거세한 사람이 섞여 있었죠. 사춘기도 중요한 부분입니다. 고환도 사춘기 시기를 거쳐야 성장을 하거든요.

사춘기 전에 거세된 남성들은 성인 남자의 특징이 없었습니다. 수염이 없고, 성기가 발달하지 않고, 특히나 대머리가 없었죠. 해밀턴은 이들에게 남성 호르몬을 주사했습니다. 어떻게 됐을까요?

수염이 자라고, 근육과 성기가 커지고, 가족 중 대머리가 있는 사람은 대머리가 됐죠. 그러니까 탈모가 있으려면 두 가지가 필수적이라는 겁니다. 남성 호르몬과 유전적 요소.

남성 호르몬인 테스토스테론이 5 알파 환원 효소와 만나면 디하이드로테스토스테론DHT이 되는데, DHT가 탈모 유전자를 가진 사람의 모낭에 작용하면 모발이 가늘어지고 모발의 성장기가 단축됩니다. 그렇게 탈모가 됩니다.

저는 어렸을 때부터 명절을 싫어했습니다. 친척 남자 어른들은 하나도 빠짐없이 대머리였거든요. 〈빠짐없이〉와 〈대머리〉가 나란히 놓여 있는 그 모순 속에서 괴로웠던 겁니다. 반짝

반짝 빛나는 머리들은 제 어두운 미래를 보여 주는 듯했죠.

그런데 놀랍게도 저희 할아버지의 산소에도 풀이 자라지 않았습니다.

「우리 할아버지는 황금 보기를 돌같이 하셨어요? 어떻게 무덤도 휑해요?」

저는 한탄했습니다. 〈금 보기를 돌같이 하라〉는 말로 유명한 최영 장군은 유언으로 〈만약 내가 평생 한 번이라도 사사로운 욕심을 품었다면 내 무덤에 풀이 날 것이고, 그렇지 않다면 풀이 나지 않을 것이다〉라는 말을 남겼다고 전해지니까요. 제 한탄을 들은 삼촌은 무덤을 가볍게 쓰다듬으며 대답했습니다.

「너희 할아버지는 공짜를 좋아하셨다.」

세상에나! 황금 보기를 돌같이 해도, 공짜를 좋아해도 결국은 대머리였습니다. 대머리는 피할 수 없는 운명 같았습니다.

그렇다면 탈모는 정말 극복할 수 없을까요? 절대 아닙니다. 지금의 저는 또래보다도 오히려 머리숱이 풍성한 편입니다. 20년 전부터 탈모를 대비하여 약을 복용해 왔거든요. 탈모는 관리될 수 있습니다. 알고 보니 최영 장군의 묘에도 이제는 풀이 자란다고 하더군요.

자연스럽게 일어난 일은 아닙니다. 1976년에 떼를 새로 입히고 그 후에 관리를 잘해 준 덕이니까요. 풀이 없어 적분(붉은 무덤)이라고 불렀었는데 이름을 바꿔야 할지도 모르겠습니다. 어떤 이름이 좋을까요? 나라에 충성을 하기도 했으니 이제는 충분?

여성 탈모

탈모를 남성들의 일로만 여기는 사람들이 있는데, 사실이 아닙니다. 탈모로 고생하는 여성들도 아주 많아요. 당장 통계를 하나 볼까요? 2018년 건강보험심사평가원 의료정보융합실에서 펴낸 『생활 속 질병 통계 100선』을 보면, 최근 5년간 탈모 진료를 받은 환자 수는 103만 명으로 이 중 남성이 56만 명, 여성이 47만 명이었습니다.

탈모 진료를 받은 환자의 성비는 거의 반반입니다. 물론 남성들보다 여성들이 병원을 더 자주 가는 경향이 있기는 하지만요.

과거 탈모가 남성들만의 일로 여겨졌던 건 크게 두 가지 이유가 있겠습니다. 우선 여성들은 남성 호르몬 자체가 적기 때문에 유전의 영향이 있더라도 남성보다는 탈모가 발현될 확률 자체가 낮습니다. 그리고 여성들은 이마 부분의 변화가 적어요. 여성의 앞머리 부분은 에스트로겐 합성에 주요한 역할을 하는 아로마타제 효소가 우세하거든요. 이 효소는 남성 호르몬을 여성 호르몬으로 전환합니다. DHT의 작용을 저해시켜 머리카락을 유지할 수 있게 해줍니다. 그렇기에 여성들은 모발이 빠져도 이마 라인은 유지가 돼요. 대신 정수리 부근의 모발 밀도가 떨어지는 형식이죠.

여성 탈모는 유전 외적인 요인들이 많습니다. 일단 영양 부족으로 인해서 탈모가 올 수 있습니다. 아무래도 남성들보다는 여성들이 다이어트를 더 많이 하는 편이죠? 머리카락은 신진대사의 영향을 굉장히 많이 받는 기관입니다. 영양이 부족해지면 머리카락으로 갈 영양분을 다른 곳으로 보내게 되지요. 모든 곳에 골고루 보낼 수는 없는데, 머리카락은 생존과는 그리 직접적인 영향이 없는 기관이잖아요? 그럼, 우선순위에서 밀리는 겁니다. 철분과 비타민이 부족해도 마찬가지죠. 헤모글로빈과 적혈구를 생산해서 산소를 중요 생명 유지 기관으로 운반하는 게 먼저고, 머리카락 생산은 그다음 일이 됩니다.

또한, 질병으로 인한 탈모가 있을 수도 있습니다. 갑상샘항진증은 갑상샘 호르몬이 과다 분비되는 증상을 말합니다. 심장 박동이 빨라지고 체중이 감소하며 열 과민증과 신경과민 증세를 동반합니다. 반대로 갑상샘 저하증은 갑상샘 호르몬이 너무 적게 분비되는 증상을 말합니다. 쉽게 피로해지고 체중이 늘어요. 그리고 변비, 건성 피부, 우울증 등을 동반합니다. 그리고 항진증과 저하증 모두 탈모를 유발합니다.

다낭 난소 증후군도 있습니다. 다낭 난소 증후군은 배란이 억제되면서 난소 기능이 저하돼 남성 호르몬 수치가 비정상적으로 높아질 때 발생합니다. 가장 많이 분비되는 남성 호르몬은 테스토스테론이지만, DHT가 바로 분비될 수도 있어요. DHT가 탈모를 가져오죠.

이 밖에도 출산이나 폐경으로 호르몬의 변화, 땋거나 묶는 헤어스타일로 인한 견인성 탈모 등이 있습니다.

원형 탈모와 그 밖의 원인들

우선 용어부터 확실히 정리해야 할 필요가 있겠습니다. 원형 탈모와 정수리 탈모가 혼용돼서 쓰이기도 하는데, 이 둘은 완전히 다른 것입니다. 원형 탈모는 원형 또는 타원형으로 머리카락이 빠집니다. 주로 머리에 발생하지만, 다른 부위에서 생길 수도 있습니다. 눈썹이 빠질 수도 있고, 수염이 빠질 수도 있고요. 때에 따라서는 머리카락 전체가, 아예 몸 전체의 털이 다 빠질 때도 있죠. 이런 경우에는 원형 탈모라고 부르기보다는 전두 탈모나 전신 탈모라고 불러서 구분합니다.

하지만 정수리 탈모는 남성형 탈모로 봐야 합니다. DHT의 작용으로 인한 탈모인데, 헤어라인의 변화 없이 정수리 부분의 머리카락이 빠지는 경우를 가리키는 겁니다.

원형 탈모는 DHT의 작용 때문에 일어나는 게 아닙니다. 자가 면역 질환의 일종으로 봅니다. 우리 몸의 면역 시스템은 유해성 박테리아나 병원성 바이러스가 침투하는 것을 막습니다. 그런데 이 면역 시스템이 착각을 일으키는 거예요. 멀쩡한 부분도 유해하다고 생각해서 공격하는 것이죠. 머리카락이 공격받아서 빠지는 거예요. 그리고 다른 탈모와 구별되는 느낌표형 모발을 남깁니다.

이 밖에도 탈모의 원인은 여러 가지가 있습니다. 말총머리 같은 헤어스타일을 하기 위해 머리를 세게 잡아당기는 경우가 반복되면 견인성 탈모가 발생할 수 있습니다. 반흔성 탈모는 화상, 외상, 감염 등으로 인해 모낭이 파괴된 경우입니다. 강박 증상으로 머리카락을 뽑는 발모벽으로 인한 탈모도 있고, 스트레스로 인한 휴지기 탈모도 있죠. 그리고 노화 역시 탈모의 원인 중 하나입니다.

탈모의 원인이 아닌 것들

시사 교양 프로그램이었던 「위기 탈출 넘버원」은 사회에 만연한 안전 불감증을 타파하고자 노력했습니다. 시청자들에게 경각심을 주기 위해 사망으로 끝나는 에피소드를 많이 방영했는데, 문제는 그게 너무나 극단적이었단 겁니다. 웃다가 죽고, 울다가 죽고, 김치가 짜서 죽고, 치즈와 피클을 같이 먹다가 죽었어요. 이러다 보니 〈이승 탈출 넘버원〉이라는 별명까지 생겼습니다. 그런데 탈모에서도 이와 비슷한 일들이 벌어지고는 합니다. 딱히 문제 되지 않을 만한 것들도 탈모의 원인처럼 지목되고 있거든요. 〈위기 탈모 넘버원〉이나 〈모발 탈출 넘버원〉이라고 불러도 될 만한 상황입니다. 억울한 누명을 쓰고 있는 것들을 알아보겠습니다.

샴푸

샴푸가 주는 화학적 자극이 탈모를 유발한다고 보는 겁니다. 이런 분들은 〈노푸〉라고 해서 샴푸 없이 머리를 감아요. 물로만 세척하는 건 아닙니다. 베이킹 소다, 식초, 티트리 오일 등을 사용하는 것도 모두 노푸 방식으로 봅니다. 자기 두피를 정확히 진단할 수 있는 사람이 몇이나 될까요? 또 위에 언급한 재료의 성분을 이해하고 있는 사람은 몇이나 되고요? 기본적으로 두피는 약산성일 때 가장 건강합니다. 베이킹 소다나 식초 같은 성분들은 물과 적절하게 희석해서 사용해야 합니다. 자칫 너무 높거나 너무 낮은 산도로 모발과 두피에 손상을 입힐 수도 있습니다. 샴푸보다 낮은 세척력도 문제예요. 이물질이 제대로 세

척되지 않으면 염증이 생길 수도 있습니다.

머리 감기

샴푸를 안 쓰는 것에서 한발 더 나아가 아예 머리를 잘 안 감는 사람도 있습니다. 머리카락은 하루 종일 조금씩 빠집니다만, 머리 감을 때 가장 확실하게 목격되죠. 그게 싫어서 머리를 안 감으면 그 머리카락이 두피에 그대로 쌓입니다. 그러다 다시 감게 될 때는 더 많은 양이 빠지는 걸 경험하게 됩니다. 머리를 감으면 머리카락이 빠진다는 속설에도 그렇게 점점 더 빠져들어 믿게 되는 겁니다. 머리를 감는 것은 기본적인 위생에 관련된 문제며, 위생이 좋지 않으면 탈모는 당연히 가속화됩니다.

가르마

가르마를 한쪽으로만 타면 탈모가 생기니 자주 바꿔 주는 게 좋다는 이야기가 있습니다. 결론부터 말하자면 사실이 아닙니다. 가르마 부분은 다른 곳과 달리 머리카락에 덮여 있지 않습니다. 머리카락의 밀도와 굵기가 고스란히 노출되죠. 탈모가 있는 사람이 가장 먼저 탈모를 느끼는 부위 중 하나다 보니 마치 가르마 때문에 탈모가 생긴 것 같다는 착각을 하게 되는 겁니다. 가르마를 중심으로 머리카락을 강하게 당겨서 묶으면 견인성 탈모가 생길 수는 있습니다. 하지만 그걸 가르마 때문이라고 볼수는 없죠.

염색과 파마

염색과 파마는 머리카락에 하는 겁니다. 머리카락이 손상된다고 탈모가 오나요? 당연히 아니죠. 따지고 보면 커트하는 것도 머리카락의 손상이라고 할 수 있잖아요? 잘려도 계속 자라는 게 머리카락입니다. 머리카락은 살아 있는 조직이 아닙니다. 피부 아래쪽 모낭이 머리카락을 생산하는데, 모낭에 영향을 주는 게 아니라면 탈모를 유발하지 않습니다. 물론, 염색약과 파마약을 장시간 두피에 바르고 방치한다면 문제가 될 수는 있습니다.

모자와 가발

대머리인 사람들이 모자와 가발을 많이 쓰기 때문에 이런 이야기가 나온 것 같은데, 선후 관계가 잘못됐습니다. 모자를 써서 머리카락이 빠진 게 아니라 머리카락이 빠지니까 모자를 쓴 거죠. 머리카락이 숨을 쉬지 못해서 죽는다는 얘기도 있습니다. 그런데 우리가 양말을 신으면 발이 숨 막혀 죽나요? 바지를 입으면 다리가 숨 막혀 죽나요? 당연히 아닙니다. 우리는 발과 다리가 아니라 코와 입으로 숨을 쉬니까요. 머리카락은 두피의 혈류를 통해 산소와 영양분을 공급받습니다. 외부 공기를 통해서 받는 게 아니에요. 너무 조이는 모자나 가발은 두피의 혈류를 방해할 수 있습니다. 지저분한 상태로 착용하면 염증이 생길 수도 있고요. 그런 게 아니라면 문제 될 게 없습니다.

햇빛

머리를 가리면 안 된다는 것과 반대로 이번에는 머리를 드러내면 안 된다는 이야기네요. 자외선이 탈모를 유발한다는 건데, 자외선은 탈모와 직접적인 연관이 없습니다. 햇빛을 쐬면 비타민 D가 합성되므로 긍정적인 측면도 있고요. 하지만 두피도 피부다 보니 너무 오래 노출되면 손상이 될 수 있습니다. 심한 경우에 화상이 올 수도 있고요. 물론 일반적으로는 이런 일이 발생하지 않죠.

두피 열

두피에 열이 많으면 혈액 순환이 잘되지 않는다고 주장합니다. 그런데 가만히 생각해 보세요. 두피에 열이 왜 나는 거겠어요? 혈액 순환이 잘돼서 손발이 차다는 사람을 본 적 있으세요? 혈관 층이 잘 발달하여 혈액 순환이 좋으면 열이 납니다. 혈액 순환이 좋으면 모발 생장에 도움이 되면 됐지 해가 되지는 않습니다.

자위행위

탈모의 원인은 DHT입니다. 남성 호르몬이죠. 그렇기에 자위행위를 많이 하면 DHT 농도가 올라가고, 탈모가 심해진다고 이야기하는 거죠. 하지만 이는 사실이 아닙니다. 일단 DHT 농도와 탈모 증상은 그렇게까지 비례하지 않습니다. 농도보다는 모낭이 DHT에 얼마나 민감하게 반응하는지가 더 중요한 거죠. 게다가 자위행위가 DHT 농도를 올리는 것도 아닙니다. 연구 결과에 따르면 오히려 금욕할 때의 DHT 농도가 더 높았습니다. 지나친 자위행위로 인해 몸에 무리가 생기는 정도가 아니라면 일반적으로는 탈모와 상관이 없습니다.

탈모약

탈모약이 탈모를 만든다니 이상하게 들리지만, 어느 정도 맞는 이야기입니다. 미녹시딜 사용 초기에 셰딩shedding 현상으로, 빠지는 모발량이 증가할 수 있습니다. 전체 사용자의 10퍼센트 미만으로 일어나고, 이조차도 4~6주 이내에 사라지니 걱정하지 않아도 됩니다.

탈모 자가 진단법

국민건강보험 홈페이지에 올라온 탈모 자가 진단법입니다.

- 이마가 점점 넓어지는 느낌이 든다.
- 가늘고 힘없는 머리가 많이 빠진다.
- 머리카락이 하루에 100개 이상 빠진다.
- 비듬이 많아지거나 두피가 가렵다.
- 모발이 가늘고 부드러워졌다.
- 두피를 눌러 보면 가벼운 통증이 느껴진다.
- 앞쪽과 뒤쪽 머리카락의 굵기 차이가 크다.
- 몸의 털이 갑자기 굵어졌다.
- 이마와 정수리 부분이 유난히 번들거린다.
- 두피에 피지가 갑자기 늘어난 것 같다.

이 중 다섯 개 이상에 해당하면 탈모를 의심해 볼 수 있다고 하는데, 저는 생각이 조금 다릅니다. 이 자가 진단법을 꼼꼼히 읽고 곰곰이 생각해 봤다는 것만으로 충분히 탈모가 의심된다고 보는 사람이거든요. 머리숱이 빽빽한 사람은 굳이 그러지 않습니다.

한국의 탈모 비율

〈통계로 거짓말하기는 쉬워도, 통계 없이 진실을 말하기는 어렵다.〉 스웨덴의 수학자 안드레예스 둔켈스의 말입니다. 이번에 저는 통계로 탈모에 관한 이야기를 해보겠습니다. 무엇이 거짓말이고, 무엇이 진실인지도요.

대한민국의 탈모 환자는 몇 명이나 될까요? 국민 관심 질병 통계에 따르면 2022년 기준 25만 573명입니다.

그런데 우리는 〈탈모인 1천만 시대〉 같은 말을 많이 듣잖아요? 25만 명과 1천만 명은 너무나 큰 차이입니다. 왜 이런 차이가 생기는 걸까요?

25만 명은 탈모증 질환으로 건강 보험 진료를 받은 인원입니다. 원형 탈모증, 안드로겐 탈모증, 흉터 탈모증 등 일부 병적인 탈모증에만 건강 보험이 적용되죠. 건강 보험이 적용되지 않는 노화나 유전적 요인으로 인한 탈모인의 숫자는 제외된 겁니다.

그러다 보니 이상한 통계가 또 나옵니다.

연령별 탈모 환자 비율을 보면 10대와 60세 이상이 비슷한 비율을 차지하고 있습니다. 여기에도 또 함정이 있는데, 60세 이상의 인구가 10대 인구보다 두 배 이상 많다는 거죠. 그러니까 탈모 비율로 보면 10대가 60세 이상 세대보다 두 배 이상 높은 게 됩니다. 해석이 왜곡될 가능성이 큰 통계입니다. 그렇다면 1천만 명 탈모는 어떤 근거로 나온 얘기일까요? 한국갤럽이 2019년 전국 성인 1천5백 명을 대상으로 탈모 증상을 겪고 있는지 물은 결과 22퍼센트가 〈현재 탈모를 겪고 있다〉라고 답했습니다. 전국의 성인은 대략 4천3백만 명 정도였고, 그중 22퍼센트라면 1천만 명에 가까운 숫자입니다. 게다가 성인이 아닌 탈모인도 더해질 거고요.

한국갤럽 조사에서 남성의 29퍼센트, 여성의 15퍼센트는 현재 탈모를 겪고 있다고 응답했습니다. 남녀 모두 고연령일수

연령별 탈모 환자 비율

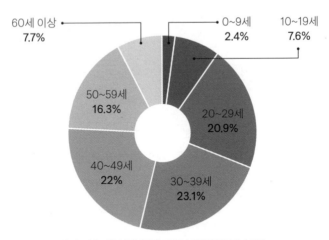

출처: 건강보험심사평가원의 2019년 연령별 탈모 환자 비율

록 그 비율이 높았습니다. 19~29세의 4퍼센트, 그리고 60대 이상의 37퍼센트가 탈모를 겪고 있다는 통계는 10대가 60대 이상 세대보다 탈모를 더 많이 겪고 있다는 통계보다 훨씬 더 설득력이 있어 보입니다.

한국의 탈모 비율을 다른 나라와 비교해 보면 어떨까요? 일본의 발모 회사 아데랑스가 1998년부터 2008년까지 총 21개국에서 성인 남성의 탈모 비율을 조사한 결과, 한국은 22.41퍼센트로 20위를 차지했습니다.

1위 체코, 2위 스페인, 3위 독일 같은 상위권 나라는 40퍼센트가 넘었으니 그에 비하면 절반 수준이었죠.

여기서 한 가지 의문을 제기할 수도 있습니다. 한국갤럽의 조사에 따르면 성인 남성의 탈모 비율은 29퍼센트였는데 왜 여기서는 22퍼센트냐고요. 앞서 말했듯이 고연령일수록 탈모의 비율이 더 높아집니다. 그런데 한국은 고령화 속도가 아주 빠릅니다. 적게는 11년에서 많게는 21년이나 차이가 나는 조사 시기는 분명 그 영향을 받을 만합니다. 또한 조사 방식에서의 차이가 통계 결과에 영향을 끼쳤을 수도 있습니다. 한국갤럽에서는 조사 대상자 스스로가 판단하여 대답하게 했습니다. 하지만 아데랑스의 조사는 발모의 후퇴가 명확하게 시작되거나, 정수리 부위 등의 모발이 확실하게 감소한 것을 조사원이 직접 보고 판정했습니다.

고령화 정도의 차이가 있을 수 있고, 약간의 오차가 있을
수도 있습니다만 서양이 동양보다 탈모 비율이 높은 건 분명해
보입니다. 아시아에서 가장 높은 탈모 비율의 일본은 26.78퍼
센트, 그다음 홍콩은 24.68퍼센트, 싱가포르는 24.06퍼센트,
21개국 중 21위를 차지한 중국은 19.04퍼센트에 불과했거
든요.

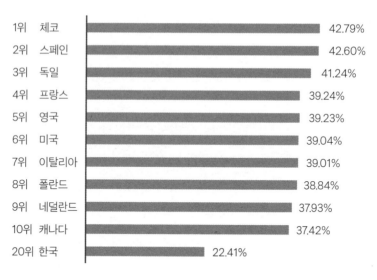

세계의 성인 남성 탈모 비율

순위	국가	비율
1위	체코	42.79%
2위	스페인	42.60%
3위	독일	41.24%
4위	프랑스	39.24%
5위	영국	39.23%
6위	미국	39.04%
7위	이탈리아	39.01%
8위	폴란드	38.84%
9위	네덜란드	37.93%
10위	캐나다	37.42%
20위	한국	22.41%

1998~2008년 총 21개국 조사, 세계 평균 탈모 비율 32.13%, 세계 추정 탈모 인구 2억 9231만 명.
출처: ㈜아데랑스(일본 종합 모발 기업)

그런데 흥미로운 통계가 하나 더 있습니다. 한국 MSD에서 2013년에 발표한 프로페시아 지수입니다. 프로페시아는 세계 매출 1위의 남성형 탈모 치료제로, 우리나라를 포함한 50개 이상 국가에서 27억 정 이상이 판매되었습니다(2013년 기준). 〈프로페시아 지수〉는 해당 국가의 20~39세 남성 한 명이 프로페시아를 평균적으로 몇 정 복용했는지 알려 주는 지수입니다.

탈모 비율은 동양이 더 낮지만, 탈모 치료제는 더 많이 복용하고 있었습니다. 만약 이 지수로 탈모 환자 수를 추정했다면 실제와는 아주 다른 결과가 나왔을 겁니다. 저는 이 모든 통계 자료를 종합하여 대한민국의 탈모 비율을 낮추는 획기적인 방법을 찾아냈습니다. 바로 아이를 많이 낳는 겁니다. 그게 여자아이라면 더 좋고요. 제 결론이 살짝 이상한 것 같다고요? 그렇다면 반박해도 좋습니다. 단, 통계학적으로요.

앞서 말했듯이 탈모 진료를 받은 환자의 성비는 거의 반반입니다. 그런데 길거리를 돌아다니다 보면 남성 탈모인이 여성 탈모인보다 훨씬 많아 보이죠. 단순히 체감상 문제가 아닙니다. 통계로 봤을 때도 탈모는 남성 30대의 16퍼센트, 여성 30대의 9퍼센트, 남성 40대의 30퍼센트, 여성 40대의 13퍼센트로 남성이 두 배가량 많으니까요.

하지만 남성은 여성보다 병원 방문을 꺼리는 편입니다. 아무래도 외모와 관련이 있는 머리카락 문제로 병원에 가는 게 쉽지 않겠죠. 그건 남자답지 못하니까요. 그리고 우리 사회가 여성의 외모에 더 가혹한 잣대를 들이대기 때문이라고 할 수도 있습니다. 다만 머리카락이 빠졌을 때는 성별을 불문하고 스트레스를 받는 것 역시 사실입니다. 캘리포니아 통증 의학 센터의

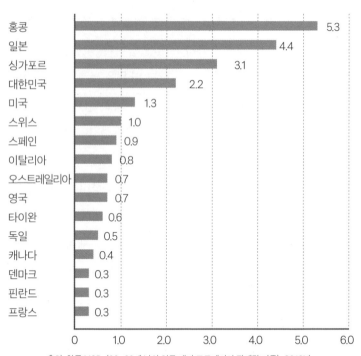

국가별 프로페시아 지수

홍콩	5.3
일본	4.4
싱가포르	3.1
대한민국	2.2
미국	1.3
스위스	1.0
스페인	0.9
이탈리아	0.8
오스트레일리아	0.7
영국	0.7
타이완	0.6
독일	0.5
캐나다	0.4
덴마크	0.3
핀란드	0.3
프랑스	0.3

출처: 한국 MSD, 〈20~39세 남성 인구 대비 프로페시아 판매량 기준〉, 2013년

연구에 따르면 탈모로 인한 고통이 출산의 고통보다 일곱 배 이상 더 크다고 합니다. 출산은 매우 힘들고 고통스럽지만, 그 순간뿐이죠. 하지만 탈모는 장기간 계속 진행되기 때문에 스트레스가 크지요.

물론 모든 탈모인이 치료를 받아야 하는 건 아닙니다. 그대로 살고 싶은 사람은 그대로 사는 거죠. 하지만 치료가 필요한 사람은 눈치 보지 않고 치료를 받아야 합니다. 한국은 유독 병원에 가는 걸 망설입니다. 혼자서 치료를 하려다가 돈을 날리고, 시간을 날리고, 머리카락까지 날립니다.

2011년 인하대병원 피부과 최광성 교수 팀은 한국과 미국, 프랑스, 독일, 스페인, 일본 등 6개국 604명의 남성 탈모 환자를 대상으로 〈탈모 치료 전 평균 자가 치료 시도 횟수〉에 대해 조사한 적이 있습니다. 이 조사에서 한국 탈모 남성은 평균 4.2회의 자가 탈모 치료를 시도한 후에 병원을 찾았는데, 이는 미국(3.4회), 스페인(2.6회), 독일(2.3회), 일본(3.1회), 프랑스(2.1회) 등의 비교 대상 국가 중 가장 높은 수치에 해당되었죠. 특히 한국인 응답자 중 37퍼센트는 병원을 찾기 전 5회 이상 자가 탈모 치료를 시도한 것으로 집계되었습니다. 한국 탈모 남성이 시도하는 주요 자가 탈모 치료 방법으로는 탈모 방지 샴푸나 한약재 등이 88퍼센트로 가장 많았고, 레이저 탈모 치료 기기와 탈모 방지 빗 등의 탈모 방지 용품을 이용한다는 응답도 23퍼센트에 달했습니다. 반면 약국에서 판매하는 탈모 치료제를 사용하는 비율은 28퍼센트에 그쳤습니다.

　탈모는 부끄러운 게 아닙니다. 마찬가지로 탈모 치료 역시 부끄러운 게 아닙니다. 병원의 문턱은 생각보다 낮습니다. 그래도 병원에 가기 싫은 사람들이 있다면 다음 장을 읽어 주십시오.

알아 두면 쓸모 있는
모발 이야기 2

구형(求刑) 광고 vs 구형(舊型) 광고

스피어Sphere는 라스베이거스에 세워진 구형(求刑)의 공연장입니다. 지름이 150미터가 넘고, 2만 명 가까이 수용할 수 있는 초대형 건물이죠. 내부에는 16만 개의 스피커가 있어 관객이 어디에 있든 소리의 공백이 없으며, 외부에는 120만 개의 LED가 설치되어 있어 건물 전체가 거대한 전광판 역할을 할 수 있습니다. 건설비가 무려 23억 달러, 그러니까 한화로 3조 원 정도가 들었습니다. 그런데 여기서 의문이 생기더라고요. 공연을 통해 얻는 수익으로 3조 원을 다 거둬들일 수 있는지 말이에요.

알고 보니 스피어의 수익은 공연에서만 나오는 게 아니었습니다. 광고 수익도 있었죠. LED를 활용해서 옥외 광고판으로 쓰는 겁니다. 평면적이지 않고, 그 규모 또한 대단해서 보는 사람들에게 특별한 경험을 하게 해주죠. 유튜브, 하이네켄, NBA 등이 여기에 광고했습니다. 한국의 게임인 메이플 스토리에서도 광고했고요.

그런데 스피어의 광고가 장점만 있는 것은 아닙니다. 평면이 아닌 구형에 나오다 보니 광고 영상을 따로 제작해야 하고, 무엇보다 광고비가 어마어마하게 비쌉니다. 하루에 약 4시간 노출되는 광고비는 45만 달러(한화 약 6억 원), 일주일에 걸쳐 7시간 정도 노출되는 광고비는 65만 달러(한화 약 8억 6천만 원)에 이르니까요.

저는 더 저렴하게 광고할 수 없을까 고민해 봤습니다. 그런데 우리는 이미 스피어와 비슷한 구형의 뭔가를 지니고 있더라고요. 바로 머리였습니다. 스님처럼 완전히 삭발해 버린 대머리라면 머리통을 스피어와 비슷한 구형 광고판처럼 쓸 수 있을 것 같았죠. 대머리가 조금 더 구형(舊型)이기는 하지만요.

이런 생각을 제가 최초로 한 것은 아니었습니다. 2012년 미국 텍사스의 브랜던 치코츠키는 〈BaldLogo.com〉이라는 광고 회사를 만들었습니다. 대머리에 로고나 그림을 그리고 하루 6시간 정도 공공장소를 돌아다니는 방식으로 광고했죠. 광고비는 320달러인데, 그 수익의 절반 정도는 원형 탈모 환자를 돕는 자선 단체에 기부했다고 합니다.

훈훈한 이야기지만 저는 현실적으로 생각해 봤습니다. 스피어에 광고하는 것과 대머리에 광고하는 것 중 어느 쪽이 효과가 더 클까요? 1천 배 이상의 가격 차이가 있기는 합니다만, 대머리가 스피어를 이기기는 쉽지 않을 것 같습니다. 인간의 기술력은 이미 인간의 머리를 뛰어넘었을지도 모르겠네요.

3장
병원에 가기 싫은 사람들을 위한 가이드

대머리는 비정상인가?

탈모 치료가 꼭 필요할까요? 저는 탈모 치료를 전문적으로 하는 병원의 원장입니다. 그런데도 저는 꼭 필요하지 않다고 봅니다. 병원을 왜 가는지 생각해 보세요. 병원은 건강해지고자 가는 곳입니다. 그럼, 건강이란 무엇일까요? 세계 보건 기구 WHO에서는 건강의 정의를 〈단지 질병이 없는 상태를 의미하는 것이 아니라 신체적, 정신적, 사회적으로 완전한 상태〉라고 했습니다.

탈모가 있다고 죽나요? 탈모가 있다고 아픈가요? 탈모가 있다고 움직이는 것이 불편한가요? 아닙니다. 그러니까 탈모는 〈신체적〉이라는 부분에서는 걸리는 게 없습니다. 하지만 〈정신적〉, 〈사회적〉이라는 부분에 걸리는 거죠. 탈모로 스트레스를 받고, 사회적으로 불편한 상황이라면 그제야 건강하지 않은 게 되는 겁니다.

　병원 밖에서 만나는 분 중에 제가 탈모 치료 전문 의사인 걸 알고는 머리를 보여 주는 경우가 가끔 있습니다. 탈모 치료가 필요한지 물어보면 저는 조금 난감해집니다. 그분이 탈모인지 아닌지는 대답할 수 있죠. 하지만 그게 탈모 치료가 필요한지 아닌지를 결정하지는 않습니다. 쌍꺼풀이 없다고 쌍꺼풀 수술을 하라고 할 수는 없는 거고, 가슴이 작은 사람이라고 확대 수술을 하라고 할 수는 없는 거잖아요? 물론 병원에 방문한 분들이라면 스스로 그 필요성을 느꼈을 거라고 짐작해 볼 수 있습니다. 하지만 병원 밖에서 만난 분들이라면 짐작이 안 됩니다. 저는 오히려 되묻고 싶습니다.

　「탈모 치료가 필요하세요?」

　탈모로 인한 스트레스는 〈사회적〉인 분위기 때문입니다. 그런데 이 〈사회〉가 사람에 따라 다릅니다. 문신만 해도 그렇잖아요? 문신을 드러내 놓고 다닐 때, 유치원 선생님을 향한 시선과 농구 선수를 향한 시선이 다릅니다. 저는 20년 가까이 탈모약을 먹고 있는데, 가장 큰 이유는 이 〈사회적〉인 분위기 때문입니다. 안과 의사가 안경을 쓰는 것에는 신경을 쓰지 않으면서, 탈모 치료 전문 의사가 대머리라면 신뢰하지 못하니까요.

제 머리카락은 병원의 인테리어용으로 있는 겁니다.

때로는 이 사회 자체가 변하기도 합니다. 예전에는 음모가 없는 사람을 부정적으로 봤습니다. 성관계를 가지면 3년 동안 재수가 없다는 등의 이상한 속설까지 있었죠. 그러다 보니 음모 이식을 받기도 했습니다. 그런데 요즘은 어떤가요? 일부러 제모를 하는 경우도 많습니다. 이런 걸 보면 탈모에 대한 인식도 언젠가는 달라질 수 있지 않을까요?

탈모는 암이 아닙니다. 다시 한번 말하지만, 반드시 치료받을 필요는 없습니다. 탈모로 인해 불편이 있다거나, 정신적으로 스트레스를 받는 게 아니라면요.

대머리가 매력인 시대가 올 수 있을까?

저는 탈모 치료를 받고 있습니다. 어쩌면 시류에 편승했다고도 할 수 있겠네요. 지금 시대는 탈모인을 결코 아름답게 보지 않으니까요.

그런데 아름다움의 기준은 시대에 따라 변합니다. 최근에도 모두가 다 알 만한 변화가 있었죠. 바로 마스크입니다. 감염취약 시설과 의료 기관 등 몇몇 곳을 제외하고는 마스크 착용의무가 해제됐습니다. 하지만 여전히 마스크를 쓰고 다니는 분들이 많이 보입니다. 감염을 우려하기 때문일 수도 있고, 미세

먼지 때문일 수도 있지만, 매력적으로 보이고 싶어서일 수도 있습니다.

2021년 2월, 영국 카디프 대학교의 연구진은 마스크 착용자에 대한 호감도를 조사했습니다. 마스크를 쓰지 않은 사람, 천 마스크를 쓴 사람, 파란색 덴털 마스크를 쓴 사람, 책으로 얼굴 하부를 가린 사람의 사진을 보여 준 뒤 매력도를 평가하게 한 거죠.

마스크를 쓰지 않거나 책으로 얼굴 하부를 가린 사람보다 마스크를 쓴 사람의 매력도가 더 높았습니다. 똑같은 마스크라도 덴털 마스크를 쓴 사람의 매력도가 더 높았고요.

왜 이런 현상이 나타난 걸까요? 연구를 주도한 마이클 루이스 박사는 과장을 일삼는 뇌의 작동 원리가 이유일 수 있다고 밝혔습니다. 얼굴의 가려진 부분을 뇌가 자기 멋대로 멋있게 채우면서 전체를 과대평가하게 된다는 거죠. 의료용 마스크가 더 매력적으로 보이는 건 의료진을 떠올리게 하기 때문이고요.

사실 코로나 이전의 마스크 착용은 긍정적으로 보이지 않았습니다. 진화 심리학적으로 봤을 때 우리는 병이 없거나 병의 흔적이 없는 파트너를 선호합니다. 마스크는 병을 떠올리게 하므로 부정적으로 보였는데, 이제는 그런 인식이 사라진 겁니다. 마스크 착용은 오히려 질병을 잘 예방하는 사람처럼 보이게 만들어 줬습니다.

그렇다면 대머리 역시 매력적으로 느껴질 수 있을까요? 세계 곳곳에 〈모로나〉라는 질병이 창궐하는데, 그 병은 신기하게도 머리카락을 통해서 전염된다고 가정해 봅시다. 전염을 막기 위한 수단으로 마스크 착용 대신 삭발을 해야겠죠? 그렇게 몇 년이 지난다면 대머리도 하나의 매력이 될 수 있습니다.

물론 또다시 커다란 전염병이 돌기를 바라는 건 아닙니다. 다만, 그 어떤 병을 옮기지 않는데도 모자나 가발로 머리를 가리고 다녀야 하는 탈모인의 현실이 안타까울 뿐입니다.

대머리도 장점이 있다

외모가 바뀌면 인생이 바뀔까요? 벨기에 루벤 대학 병원의 연구 팀은 코 성형 수술을 받기 위해 병원을 찾은 266명을 대상으로 정신 건강 상태를 진단해 봤습니다. 약 33퍼센트가 신체 이형 장애 증상을 가지고 있는 것으로 나타났죠. 신체 이형 장애는 외모에 결점이 없거나 그리 크지 않는데도 자기 외모에 심각한 결점이 있다고 여기는 정신 질환입니다. 그러니까 정말 고쳐야 할 것은 코가 아니라 정신이었던 거죠. 코만 세워 준다고 인생이 바뀌는 게 아닙니다. 그저 그다음에는 눈을 고치고 싶게 만들 뿐이죠. 인생은 성형외과 의사(醫師)가 바꿔 주는 게 아니라 본인의 의사(意思)로 바뀌는 겁니다.

얼마 전, 차범근 감독님이 독일 생활에 대해 말하는 걸 들었습니다. 겉모습에는 눈, 코, 입만 있는 게 아니잖아요? 피부색도 포함되죠. 예전에는 지금보다 인종 차별이 더 심하지 않았냐는 질문에 저랑 같은 시기, 같은 나라에서, 같은 피부색을 가졌던 차범근 감독님은 이렇게 대답했습니다.

「골 많이 넣어 주니까 좋아하던데?」

저는 이게 대머리에도 똑같이 통한다고 봅니다. 피카소, 마이클 조던, 스티브 잡스, 제프 베이조스……. 이들은 모두 대머리입니다. 하지만 아무도 놀림을 받지 않죠. 천재 화가, 농구의 신, 혁신의 아이콘, 세계 제일의 부자로 불릴 뿐입니다. 칭송을 받는 거죠. 머리숱은 그들의 명성에 어떠한 흠도 내지 못했습니다.

많은 사람이 대머리에 대해 안 좋은 점만 생각합니다. 하지만 좋은 점도 분명히 있습니다. 샴푸값이 들지 않는다는 그런 일차원적인 이야기를 하려는 건 아닙니다.

배리 대학교의 프랭크 머스커렐라 교수는 탈모가 남성에게 주로 발생한다는 것에 주목했습니다. 일반적으로 수컷이 암컷에게 없는 것을 가질 때, 그 특성은 어떠한 신호로 작용합니다. 수컷 공작의 화려한 깃털이나 수컷 사자의 풍성한 갈기는 암컷에게 더 매력적으로 보이게 만들죠.

그렇다면 대머리가 더 매력적으로 보이는 걸까요? 머스커렐라 박사는 한 가지 실험을 했습니다. 탈모가 없는 가발, 탈모가 진행 중인 가발, 대머리 가발을 준비해 6명의 남자에게 씌우고 사진을 찍습니다. 그 사진을 101명의 여학생과 101명의 남학생에게 보여 주고, 사진 속 남자의 매력과 성격적인 측면을 평가하도록 했죠.

탈모가 진행 중인 남자와 대머리인 남자는 탈모가 없는 남자보다 육체적인 매력이 덜하다고 나왔습니다. 하지만 여기에서 안타까워할 필요는 없습니다. 사실 그런 결과는 우리가 이미 예상하였으니까요. 주목해야 할 점은 따로 있습니다. 대머리인 남자들이 더 똑똑하고, 영향력 있고, 사회적 지위가 있고, 정직하고, 도움이 될 것 같다고 나온 거죠.

어쩌면 우리는 이것을 오래전부터 알았는지도 모릅니다. 스님들은 머리를 빡빡 밀었습니다. 대머리가 아닌데도 대머리를 모방하는 방식을 취한 거죠. 동양에서만 이런 것은 아닙니다. 카푸친 작은 형제회의 수도자들도 주변 머리만 남겨 두고 가운데를 동그랗게 잘랐습니다. 마치 카푸치노처럼요. 실제로 카푸치노라는 명칭이 이 머리 모양에서 유래됐다는 설도 있습니다.

대머리로 유명한 주호민 작가도 재봉틀 앞에 있는 사진을 올리며, 〈삭발의 장점: 뭘 해도 전문가 느낌〉이란 트윗을 남긴 적이 있죠.

동서와 고금을 막론하고 사람들은 비슷한 생각을 하나 봅니다. 머스커렐라 교수는 〈여성은 사회적 지위가 높은 남성에게 매력을 느낍니다. 따라서 대머리가 육체적으로는 매력적으로 느껴지지 않더라도 일종의 비신체적 매력〉이 될 수 있다고 말했습니다.

그러자 사람들은 어떤 걸 가장 궁금해했을까요? 머스커렐라 교수의 머리숱이었습니다. 그분은 대머리가 아니었습니다. 만약 대머리였다면 더 똑똑하고, 영향력 있고, 사회적 지위가 있고, 정직하고, 도움이 될 것처럼 보여 이론에 힘을 더 보탤 수 있었겠죠. 살짝 안타까운 일입니다.

대머리 팀 vs 풍성한 모발 팀

2020년, 스포츠 미디어 플랫폼 스코어스에서는 대머리 팀 vs 풍성한 모발 팀의 올스타 라인업을 게시했습니다.

대머리 팀에는 루니, 지단, 카를로스 등이 있었고, 풍성한 모발 팀에는 마라도나, 마르셀루, 푸욜 등이 있었습니다. 양 팀 모두 쟁쟁했지만, 누리꾼들의 승자 예측은 한쪽으로 쏠렸습니다. 대머리 팀이 이긴다는 거였죠. 잃을 게 없기에 강하다는 주장은 고개를 끄덕이게 하지만 과학적이지는 않습니다.

브라질 월드컵을 앞둔 2014년, 세계적인 물리학자 스티븐 호킹은 한 도박 회사의 의뢰를 받아 잉글랜드의 월드컵 우승 공식을 도출했습니다. 유니폼의 색, 심판의 출신 대륙, 온도 및 고도, 경기 시작 시각 등에 따라 승리 확률이 달라진다고 주장한 거죠. 흥미로운 점은 페널티 킥 성공률과 머리카락에 대한 부분입니다.

주로 쓰는 발이 왼발인지 오른발인지는 중요하지 않다면서도, 대머리나 금발이 페널티 킥을 더 잘 찬다고 분석했습니다. 그 이유를 묻자, 〈과학계의 거대한 미스터리〉라고만 답했습니다. 그러니 이 역시 근거가 명확하지는 않습니다. 게다가 스티븐 호킹이 우승 팀으로 예상한 브라질은 1 대 7이라는 충격적인 점수로 독일에 패배하고 말았죠.

축구가 탈모를 유발한다는 주장도 있습니다. 축구는 대표적인 야외 운동이죠. 야구와 다르게 모자도 쓰지 않다 보니 자외선을 장시간 받게 됩니다. 자외선은 케라틴 층을 파괴하고, 모근을 건조하게 만듭니다. 또 많은 양의 땀은 염증을 유발하기도 합니다. 이렇게 보면 대머리는 노력의 흔적이라고 볼 수도 있겠네요.

그래도 축구를 하거나 볼 때만큼은 잠시 모공과 모발의 고민에서 떨어져 공과 발에 집중해 보는 게 어떨까요?

탈모 예방법

탈모가 오기를 바라는 사람은 없을 겁니다. 머리를 빡빡 미는 사람들조차도 탈모를 원하지는 않습니다. 탈모 예방법에 대해서 궁금해하기도 하는데, 효과적인 측면만 봤을 때 가장 좋은 예방법은 거세입니다. 남성 호르몬을 단숨에 줄여 버릴 수 있으니까요. 하지만 대한민국의 출산율은 그렇지 않아도 너무 낮고, 이건 너무 극단적인 방법이죠. 거세보다는 예방 효과가 적지만 누구나 따라 할 만한 예방법을 소개합니다.

첫째는, 좋은 식습관입니다. 좋은 식습관을 유지하는 것은 머리카락뿐만 아니라 몸에도 좋죠. 머리카락도 몸에 붙어 있는 기관 중 하나잖아요? 몸이 건강해지면 머리카락도 따라서 건강해집니다. 몸이 나빠지면 머리카락도 따라서 나빠지고요. 지방간, 심장 질환, 전립샘 질환이 있거나 당뇨, 고지혈증 등 대사 증후군에 걸린 사람들이 탈모에도 잘 걸립니다. 그래서 이런 병이 생기지 않게 해줘야죠. 탄수화물을 줄이고 고단백, 소식, 채식 위주의 식사를 하면서 물을 많이 먹는 게 아주 기본적이지만 머리카락에도 좋습니다.

둘째는, 숙면입니다. 잠을 잘 자야 해요. 현대인은 항상 잠이 모자라죠. 저는 알람 없이 스스로 깰 정도로 잠을 자야 한다고 생각해요. 수면의 양과 질이 충분하지 않으면 세포 재생 능력을 훼손시켜서 탈모가 악화할 수 있습니다. 사람마다 다르겠지만 저는 최소 7시간 정도 자야 한다고 말합니다.

셋째는, 운동입니다. 당연히 과한 운동이 아니라 적당한 운동입니다. 탈진할 정도의 운동을 매일 하는 건 몸에 굉장한 스트레스입니다. 하지만 스트레칭이나 달리기 등 적당한 운동을 하루 30분 정도 해주는 건 몸에 좋습니다.

넷째는, 금연입니다. 담배를 피우면 머리에 산소를 공급하는 혈액의 흐름이 나빠져요. 담배를 끊는 게 머리카락에도 더 좋습니다.

이 밖에도 몇 가지를 더 소개하자면 두피를 손톱으로 너무 박박 긁지 마세요. 상처가 생기고, 염증이 심해지면 탈모 역시 악화할 수 있습니다. 견인성 탈모를 막기 위해서는 머리카락을 너무 꽉 묶어서도 안 되고요.

지금 말한 건 탈모 예방 습관입니다. 이걸로 탈모를 치료할 수는 없어요. 완벽한 예방 역시 될 수 없고요. 다 따라서 했는데 탈모가 왔다고 저를 원망하지 않았으면 합니다. 그래도 분명 몇 가닥이라도 더 남았을 거예요. 하다못해 머리카락 아래로는 더 건강해졌겠죠.

영양제로 탈모를 치료할 수 있다?

영양제를 통해서 탈모를 치료할 수 있는지 궁금해하는 사람이 많습니다. 특히나 요즘은 비오틴에 관한 이야기가 아주 많은데요. 얼마 전 코미디언 박나래가 「나 혼자 산다」에서 비오틴을 챙겨 먹는다고도 말했고, 아예 모발 비타민이라는 별명까지도 붙여졌더라고요. 그런데 이 비오틴이 정말 효과가 있을까요?

결론부터 말하자면 비오틴은 탈모에 효과가 있습니다. 정확히 말하면, 〈유전으로 인한 탈모가 아니라 비오틴 결핍으로 나타난 탈모라면, 비오틴 보충은 탈모 치료에 효과가 있다〉라고 해야겠죠. 비오틴은 영양제 등 음식으로 보충되기도 하고, 체내 정상 세균들에 의해서 생성되기도 합니다. 우리 몸에서 비오틴이 부족해지면 모낭 세포를 비롯한 체내 세포들의 에너지가 부족해져요. 건강하던 모발들이 휴지기로 접어들게 되는 겁니다.

비오틴 결핍은 크게 선천 결핍과 후천 결핍이 있습니다. 선천 결핍은 어릴 때부터 탈모가 시작되겠죠? 우리가 크게 예방할 방법 또한 없습니다. 예방은 미리 대비하는 것인데, 애초에 그렇게 태어난 걸 어떻게 대비하겠어요? 그래서 우리는 후천 결핍의 원인에 대해서 잘 알아 두어야 합니다.

사실 비오틴은 결핍될 일이 거의 없습니다. 정상적인 식사를 하는 것만으로도 필요한 것 이상의 비오틴을 충분히 얻을 수 있죠. 하지만 비정상적인 식사, 예를 들어 심한 다이어트를 할 경우에는 비오틴 결핍이 생길 수 있습니다. 또 위장 질환이 있거나 위 절제술을 받았을 때는 섭취에 문제가 없어도 흡수에 문제가 생겨서 결핍이 생길 수 있습니다. 약물에 의한 부작용(항생제 장기 복용, 이소트레티노인, 항뇌전증제 등)으로 장내 정상 세균의 비오틴 생성 저하에 따른 결핍이 생길 수도 있고요.

비오틴 결핍인지 알 수 있는 방법은 무엇이 있을까요? 비오틴 검사 설비를 갖춘 의료 기관은 찾기도 힘들고, 그 비용도 비쌉니다. 외국에서는 혈액 표본을 연구실에 보내서 검사를 진행해 주는 서비스가 있는데, 그 비용이 25만 원 정도입니다. 검사를 받느니 일정 기간 이상 비오틴을 복용해 보는 게 더 이득일 수 있습니다. 비오틴 결핍 관련 증상(건조하고 푸석한 피부, 두피, 손톱, 그리고 탈모)들을 체크해 볼 수도 있겠고요.

참고로 비오틴 결핍이 없을 때 추가적으로 비오틴을 섭취한다고 탈모가 개선되지는 않습니다. 앞서 말했듯이 비오틴은 결핍될 가능성이 높지 않습니다. 만약 영양 문제로 탈모가 생겼다면 확률이 가장 높은 건 철분과 비타민 D입니다.

철분은 결핍되기 쉬운 영양소 중 하나로 철분 부족은 탈모의 대표적인 원인이기도 합니다. 세포 분열 과정에 사용되는데 부족하면 모낭 세포의 분열이 잘되지 않죠.

생리 양이 많은 여성에게서 흔하고 채식 위주의 식단, 흡수 장애 환자에게서도 잘 발견됩니다. 원형 탈모, 남성형 탈모, 여성형 탈모 등 탈모 환자 대부분이 혈중 페리틴(저장된 철분의 지표) 수치가 낮다는 연구가 다수 발표되었습니다. 철 결핍 빈혈이 있으면 탈모 증상 개선을 위해 철분 보충을 해볼 수 있습니다.

비타민 D는 햇빛만 받아도 몸에서 합성이 되는데, 실외 생활이 부족한 현대인은 비타민 D 부족에 시달립니다. 비타민 합성에 필요한 자외선 UVB는 투과력이 약해 유리를 통과하지도 못해요. 창문을 닫고 햇볕을 쬐면 따뜻한 느낌은 드는지 몰라도 비타민 D 합성은 이루어지지 않는 거죠.

성장기에 들어간 모낭은 외모근초(털을 구성하는 여러 층 가운데 하나)에 비타민 D 수용체가 증가하는데, 이는 비타민 D가 모발 생장 주기에서 중요한 역할을 담당한다는 방증입니다. 여성형 탈모 환자들이 비타민 D_2의 농도가 유의미하게 낮다는 보고가 있었고, 농도가 낮을수록 증상도 심한 것으로 나타났습니다.

이 밖에도 많이 언급되는 영양 성분 조사 연구에 대해 알아봅시다.

아연

아연이 부족하면 피부염과 휴지기 탈모, 머릿결이 거칠어지는 등의 증상이 나타날 수 있습니다. 철분과 마찬가지로 채식할 경우, 간이나 신장 기능이 떨어진 경우, 알코올 섭취량이 많을 경우 발생하기 쉽습니다. 탈모 환자 300여 명을 대상으로 혈중 아연 수치를 조사해 보니 비탈모인보다 아연 수치가 낮았다는 연구도 있습니다. 하지만 현재로서는 아연을 보충하는 것이 증상 호전에 도움이 되는지 아닌지 논란이 있는 상황입니다.

니아신(비타민 B₃)

니아신이 부족하면 펠라그라(광과민성 피부염, 설사, 섬망)가 발생할 수 있고 탈모도 동반될 수 있습니다. 하지만 현대 사회에서 펠라그라가 발생할 정도로 니아신이 결핍되는 경우는 거의 없고, 니아신을 보충하면 탈모 증상이 개선된다는 연구도 없습니다.

셀레늄

셀레늄 결핍이 탈모를 유발한다고 볼 만한 근거는 현재로서 없습니다.

비타민 A

비타민 A는 적정 농도일 때 모낭 줄기세포를 활성화하는 역할을 한다고 생각됩니다. 하지만 비타민 A 결핍이 탈모를 유발한다고 볼 근거가 없고 과도하게 보충하면 탈모를 일으키는 원인이 될 수 있으므로 과량 복용하지 않게 주의해야 합니다.

비타민 E

비타민 E를 보충했을 때 탈모 증상 개선에 도움이 된다는 연구가 충분하지 않고, 과도하게 보충할 경우 모발 성장을 방해한다는 증거가 있습니다. 비타민 A와 마찬가지로 과도하게 복용하지 않게 주의해야 합니다.

엽산

스페인의 살바도르 아리아스 연구 팀이 2010년 확산성 탈모 환자 91명을 조사한 결과, 비탈모인과 엽산 수치에 유의미한 차이가 없었습니다.

모든 영양 성분이 탈모에 도움이 되는 것은 아닙니다. 탈모 치료를 위해서라면 제대로 된 탈모약을 처방받는 것이 좋겠습니다. 그래도 영양 섭취와 생활 습관 등을 한번 돌아보는 계기가 되었으면 하네요.

맥주로 탈모를 치료할 수 있다?

1960년대 독일의 맥주 공장 노동자들은 유난히 좋은 모발을 가지고 있었다고 합니다. 그들이 맥주 효모를 섭취하기 때문이라는 걸 알아차린 제약 회사 메르츠는 약용 효모 성분이 함유된 판토가라는 약을 개발합니다. 아미노산, 비타민 B, 단백질 등 모발 성장에 필요한 영양소를 모근에 공급해 주죠.

디하이드로테스토스테론DHT의 억제와는 무관하므로 남성 유전성 탈모의 근원적인 해결책은 될 수 없습니다. 휴지기 탈모와 확산성 탈모에는 도움을 줍니다. 그리고 정수리의 가늘어진 모발이 더 굵어질 수 있습니다.

맥주 효모가 탈모에 도움이 되니까 맥주를 많이 마시는 것도 좋지 않으냐는 사람들이 있습니다. 그런데 맥주에 맥주 효모가 있을까요? 일반적인 맥주는 살균 처리를 하므로 효모가 없습니다. 그랬더니 또 생맥주를 마시면 되지 않느냐는 사람도 있어요. 생맥주는 본래 살균 처리를 거치지 않아 효모가 살아 있는 맥주를 뜻했습니다. 그런데 요즘 술집에서 케그에 담아서 파는 일반적인 생맥주는 그렇지가 않아요. 병맥주, 캔맥주, 생맥주는 본질적으로 차이가 없습니다. 살균 처리가 된 똑같은 맥주를 그냥 어디에 담아서 파느냐만 다를 뿐이에요.

생맥주는 맛이 분명히 다르다는 사람도 있을 겁니다. 맛은 어디에 보관되느냐에 따라서 달라질 수 있습니다. 어떻게 따르냐에 따라서도 달라질 수 있습니다. 입술이 캔에 닿는지 컵에 닿는지에 따라서 다르게 느껴질 수도 있고요. 분위기에 따라서 다르게 느껴질 수도 있습니다. 캔맥주보다는 생맥주를 마실 때 여러 명이 함께 마실 테니까요. 생맥주는 이산화 탄소를 주입하여 추출하기 때문에 탄산의 증발을 최소화하여 청량감이 더 좋을 수 있습니다. 어쨌거나 본질은 같습니다.

애주가는 어떻게든 술 마실 이유를 찾습니다. 날이 좋아서 마시고, 날이 나빠서 마시고, 기분이 좋아서 마시고, 기분이 나빠서 마시고. 그러니 굳이 탈모 핑계까지는 필요 없을 것 같습니다. 효모가 살아 있는 진짜 생맥주가 아예 없는 건 아니지만요.

10년 연속 판매 1위라고 광고하는 판시딜도 약용 효모를 이용한 약입니다. 광고에서 거짓말하는 건 아니지만, 사람들이 자칫 오해할 수 있는 부분이 있습니다. 광고를 자세히 살펴보면 구석에 자그마한 글씨로 〈일반 의약품 탈모 경구제 부분〉이라고 쓰여 있거든요. 의사의 처방이 필요한 전문 의약품까지 합치면 피나스테리드(상품명 프로페시아)나 두타스테리드(상품명 아보다트)에 밀립니다.

다시 한번 말하지만, 약용 효모는 DHT의 억제와는 무관합니다. 약을 먹고 있다는 생각에 안심하다가 자칫 탈모가 오히려 더 진행될 수도 있습니다.

탈모 (방지용) 샴푸로 탈모가 치료된다?

2022년, 시민 단체 소비자 주권 시민 회의는 온라인 쇼핑몰에서 유통되는 탈모 샴푸(탈모 증상 완화 기능성 샴푸) 53개의 온라인 광고 내용을 조사했습니다. 놀랍게도 53개 제품 모두가 허위, 과대광고를 하고 있었어요.

25개 제품은 〈탈락 모발 수 감소〉라고 표현했고, 20개 제품은 〈증모, 발모, 양모, 모발 성장, 성장 촉진, 밀도 증가〉 등을 기재해 탈모 치료가 가능한 것처럼 허위 광고를 했습니다. 14개 제품은 〈탈모 방지〉와 〈탈모 예방〉이 기재돼 샴푸 사용만으로 예방이 가능한 것처럼 광고했고요.

그런데 이상하지 않나요? 탈모 샴푸인데 탈모를 치료한다고 해도 안 되고, 예방한다고 해도 안 되니까요. 그렇다면 탈모 샴푸는 뭘까요? 식품 의약품 안전처(식약처)에 고지된 탈모 방지 기능성 성분(덱스판테놀, 비오틴, 엘멘톨, 징크리피치온 등)이 일정 함량 이상 들어가고, 제품 규격 및 제조 과정이 규정에 적합하면 탈모 샴푸로 허가를 받을 수 있습니다.

문제는 저 성분들이 지루 피부염이나 모낭염 같은 피부 질환 치료에 도움을 줄지는 몰라도 탈모 치료에 직접적인 효과가 있다는 게 증명되지 않았다는 거예요. 식약처에서는 해당 성분이 들어갔다고 의약품이나 의약 외품처럼 예방 또는 치료 효과를 기대할 수 없다고 명확히 밝히고 있습니다. 그래서 탈모 샴푸에는 필수적으로 〈질병의 예방 및 치료를 위한 의약품이 아님〉이라는 문구가 들어가야만 하죠. 하지만 그와 동시에 〈탈모 증상 완화 기능성 화장품〉이나 〈탈모 증상 완화에 도움을 줍니다〉 같은 문구를 사용할 수 있게 해줬습니다.

화장품법 제13조에는 〈의약품으로 잘못 인식할 우려가 있는 표시 또는 광고〉를 해서는 안 된다고 나와 있습니다. 그런데 이 경계가 너무 모호해요. 탈모 치료, 탈모 방지, 모근 강화 등의 표현은 화장품법 위반이고, 탈모 완화, 탈모 케어, 탈모 관리 등의 표현은 위반이 아니거든요.

이것을 업체에서 모를 리 없습니다. 만약 모른다면 그것은 더 큰 문제고요. 그런데도 위반 행위가 빈번하게 일어나는 것은 처벌이 너무 가볍기 때문입니다. 1차 위반 시 해당 품목 판매 업무 정지 3개월(표시 위반) 또는 해당 품목 광고 업무 정지 3개월(광고 위반)의 행정 처분을 받는다고 나와 있습니다. 그런데 현재 탈모 관련 시장은 4조 원 규모입니다. 그중 탈모 샴푸 시장 규모만 해도 8천억 원에 육박할 것으로 추정되고 있고요. 게다가 이 시장은 계속 성장하고 있습니다. 모호한 규정과 솜방망이 처벌만으로는 허위와 과대 광고를 막을 수 없죠.

결국 소비자가 스스로 알아야 합니다. 탈모 샴푸는 탈모 증상 완화에 도움을 줄〈가능성이 있는〉일부 원료 성분이 들어가 있는 탈모 관련 기능성 화장품입니다. 현재까지 치료나 예방 효과가 명확히 증명된 제품은 하나도 없습니다. 만약에 있다면 일론 머스크나 워런 버핏보다 더 부자가 됐겠죠. 저는 실업자가 되고요.

탈모 샴푸를 쓰면 안 된다는 얘기는 당연히 아닙니다. 그 자체로 해가 되지는 않으니까요. 다만 샴푸로 치료될 거로 믿고 병원 방문을 미뤄서는 안 된다는 겁니다. 탈모는 초기에 발견하여 전문적인 치료를 받는 것이 아주 중요합니다.

쇼 닥터를 조심하세요

병원을 방문하는 사람 중에 가끔 자신의 지식을 늘어놓는 사람이 있습니다. 제가 기존에 알고 있던 상식과는 너무도 달라서 대체 그런 얘기는 어디서 들었느냐고 물어보면, 〈TV에 나오는 의사한테 들었는데요?〉 하는 대답이 돌아옵니다.

종편과 지상파를 가리지 않고, 건강 정보를 다루는 TV 프로그램이 참 많습니다. 국민의 건강을 걱정해 주는 거라면 고마워해야겠으나, 걱정을 하는 게 아니라 아주 작정을 한 것으로 보이는 경우도 많습니다.

이왕 만들려면 조금 더 성의 있게 만들었으면 좋겠는데, 그렇지도 않습니다. 하나의 공식처럼 나와 있죠. 저도 한 편의 대본을 뚝딱 쓸 수 있을 정도입니다. 만약 탈모 치료에 관련된 프로그램이 나온다면 이런 식일 겁니다.

패널들이 나와서 수다를 떱니다.

A: B 씨, 요즘 머리숱이 좀 빠진 것 같은데?

B: (우스꽝스럽게 걱정하는 표정을 지으며) 사실 저희 아버지가 대머리거든요. 제가 눈, 코, 입은 엄마를 닮았는데 하필 이건 또 아버지를 닮아서…….

중년 여성으로 구성된 방청객들의 웃음소리도 빠지지 않고 들어가야지요.

B: (앞에 있는 주스를 마시며) 그런데 이게 뭐예요? 되게 맛있네요?

여기에서 의사가 등장합니다.

의사: 혈류를 개선해 탈모를 방지할 수 있는 비법 주스입니다.

뭐가 나온 것도 아닌데 방청객들은 아~ 하고 놀란 척합니다.

A: 비법이요? 저희도 알려 주세요!

B: (머리를 숙이고는 비어 있는 정수리를 들이밀며) 이거 보세요, 의사 선생님! 저 급해요!

의사: 그 비법은 바로 XX입니다!

A, B: XX?

XX는 잘 들어 보지 못한 과일이나 채소입니다. 그리고 이제는 화면이 전환되죠. 스튜디오가 아니라 야외입니다. PD는 길을 걸어가는 행인을 붙잡고 말을 겁니다.

PD: 이 동네에 XX로 탈모를 극복했다는 분이 있다던데 혹시 아시나요?

C: 잘 찾아오신 것 같은데요? 그게 저거든요.

PD: (믿을 수 없다는 말투로) 네?

머리를 클로즈업합니다. 빽빽한 머리숲을 보며 방청객들은 〈와!〉 하고 감탄을 하죠. 집으로 PD를 데려간 C는 자신의 과거 사진을 보여 줍니다. 지금의 모습과는 확연히 다른, 머리가 많이 벗겨진 모습이죠.

PD: 이 머리가 어떻게 지금처럼 될 수가 있는 거죠?

C: XX 덕 좀 봤죠.

그다음에는 이상한 요리들이 나옵니다. 전혀 어울리지도 않을 것 같은 음식에 무조건 XX를 넣거든요. XX 차돌박이 된장찌개, XX 해물 파전, XX 찜닭 등등. XX가 딸기나 수박이라고 생각해 보세요. 그 생김새의 기괴함을 짐작할 수 있겠죠?

여기에서 멈추면 안 됩니다. 쐐기를 박아 줘야죠. C의 아들을 데려옵니다.

아들: 옛날에는 아빠랑 같이 있으면 친구들이 할아버지냐고 물어봐서 부끄러웠는데, 지금은 아빠가 너무 좋아요.

C가 끌어안으면 아들은 그 볼에 뽀뽀도 해줘야죠.

방송은 그렇게 끝이 납니다. 이런 방송에 출연하는 의사들을 쇼 닥터라고 합니다. 물론 방송에 출연한다고 모두 쇼 닥터는 아닙니다. 쇼 닥터는 〈의사 신분으로 방송 매체에 출연해 의학적으로 검증되지 않은 시술을 홍보하거나 건강 기능 식품 등을 추천하는 등 간접, 과장, 허위 광고를 일삼는 의사〉니까요.

이런 쇼 닥터들은 왜 생겨나는 걸까요? 당연히 돈 때문입니다. 방송에 출연한 쇼 닥터는 본인을 홍보할 수 있습니다. 만약 독자적인 방법을 가진(이러면 의학적으로 검증되지 않은 경우가 다수입니다) 의사라면 약이나 제품을 팔기에 더 쉽겠죠.

다른 비슷한 제품이 없으니까요. 출연료를 받는 게 아니라 오히려 돈을 내고 방송에 출연하는 의사들도 있습니다.

방송국으로서도 돈이 됩니다. 아예 홈 쇼핑과 연계해 방송을 하기도 합니다. 이 채널에서 설명하는 제품을 마침 저 채널에서 판매하고 있는 게 단순한 우연이 아니라는 소리입니다. 광고주에게 돈을 받은 거죠. 심지어는 홈 쇼핑에 맞춰 재방송을 하기도 합니다.

안타깝게도 이런 방송이 시청률도 잘 나옵니다. 그도 그럴 것이 일반적인 의사가 방송에 나왔다고 생각해 보세요.

「프로페시아 드세요. 5 알파 환원 효소가 테스토스테론을 디하이드로테스토스테론으로 바꾸는데, 이게 모낭에 작용하여 탈모가 생깁니다. 프로페시아는 5 알파 환원 효소를 막아 디하이드로테스토스테론의 생성을 저해합니다.」

이게 재미있나요? 그런데 쇼 닥터는 다르게 말합니다.

「탈모는 유전이 아닙니다. 탈모는 나이 들수록 더 고치기 쉽습니다. 어성초라고 아십니까? 어(魚), 성(腥), 초(草). 생선 비린내가 나는 이 풀에는 강력한 항산화 물질이 있습니다. 탈모를 일으키는 효소를 억제해서 발모를 촉진합니다.」

제가 봐도 이게 더 재미있습니다. 그런데 우리는 병원을 왜 가나요? 저는 가끔 아내의 고민을 들어주다가 혼나고는 합니다. 〈누가 해결해 달래? 그냥 공감해 줬으면 하는 거잖아!〉 이렇게 말하죠. 그런데 이런 아내도 병원에 가면 얌전히 치료를 받습니다. 문제를 해결해 주는 곳이니까요. 병원에 어느 정도의 공감과 어느 정도의 재미가 있을 수는 있겠습니다만, 그게 주목적이 되어서는 안 됩니다.

사실 저런 방송들은 불법이기도 합니다. 방송 심의에 관한 규정 제42조(의료 행위 등)에 따르면 〈과학적으로 검증되지 아니하거나 근거가 부족한 내용, 효능·효과를 과장하거나 보증하는 내용, 위험성·부작용 등의 중요한 정보를 누락하거나 축소하는 내용, 식품을 건강 기능 식품으로 혼동할 우려가 있거나 식품·건강 기능 식품을 의약품으로 혼동할 우려가 있는 내용, 동일한 조건에서 촬영되지 않은 치료 전후 사진 등을 비교하여 효과를 과장하는 내용〉 등을 금지합니다.

또 의료법 제56조(의료 광고의 금지 등)에 따르면 〈환자에 관한 치료 경험담 등 소비자로 하여금 치료 효과를 오인하게 할 우려가 있는 내용의 광고, 거짓된 내용을 표시하는 광고, 객관적인 사실을 과장하는 내용의 광고, 법적 근거가 없는 자격이나 명칭을 표방하는 내용의 광고〉 등을 금지합니다.

문제는 이런 법을 어겨도 별다른 처벌이 없다는 거예요. 2014년부터 2020년 6월까지 쇼 닥터가 출연한 프로그램이 방송통신심의위원회의 제재를 받은 건수가 무려 196건이었습니다. 하지만 모두 권고 조치였죠. 2012년부터 2020년까지 쇼 닥터가 자격 정지 등의 행정 처분을 받은 건 단 3건이었습니다.

상황이 이렇다 보니 〈뒷목에 물파스를 바르는 게 중풍을 예방한다〉, 〈유산균으로 불임을 해결할 수 있다〉, 〈탈모에는 미녹시딜보다 물구나무가 더 효과적이다〉 하는 식의 이야기들이 의사의 입에서 나옵니다.

「무한도전」에 나온 한 정치인이 이렇게 말했습니다.

「플라톤이라는 철학자가 이런 말을 했습니다. 정치를 외면한 가장 큰 대가는 가장 저질스러운 인간들에게 지배당하는 것이다.」

정치에 대한 관심이 국민의 권리를 지킨다는 그 말에 박수까지 나왔습니다. 하지만 박명수는 퉁명스럽게 대꾸합니다.

「정치인의 자질이 없는데 정치를 하는 게 문제예요. 정치를 해서는 안 되는 사람들이 정치를 하니까 여러분들이 욕먹는 겁니다. 아시겠어요?」

저는 이 이야기가 정치인뿐만 아니라 의사들에게도 시사하는 바가 있다고 생각합니다. 무엇이 옳고 그른 정보인지 일반 국민이 제대로 파악하는 것도 중요하지만, 의사를 해서는 안 되는 사람들은 의사를 하면 안 됩니다. 팔아도 의술을 팔아야지, 어떻게 양심을 팝니까?

탈모를 막는 샴푸법?

머리를 감는 방법이나 말리는 방법이 탈모의 원인이 되지는 않습니다. 그렇기에 좋은 방법으로 개선한다고 해도 탈모가 치료되는 것은 아니죠. 흔히들 노숙자들의 이야기를 많이 합니다. 몇 달을 안 감은 것처럼 보이는데 머리숱이 빽빽한 사람들도 있잖아요? 이렇듯 머리를 감는 것과 탈모는 큰 상관이 있지 않습니다만, 조금이나마 도움이 되길 바라는 분들을 위해 올바른 샴푸법에 대해 설명하겠습니다.

우선 모발 상태에 맞는 샴푸를 쓰면 더 나은 머릿결과 청결한 두피를 유지할 수 있습니다. 다음을 참고해서 샴푸를 고르면 도움이 될 것입니다.

- 모발이 기름지거나 건조하지 않다.
- 파마나 염색을 자주 하지 않는다.
- 헤어스타일이 잘 유지되는 편이며 비교적 보기 좋은 스타일이다.
- → 이런 경우는 정상 모발용 샴푸를 사용하면 됩니다.

- 머리카락이 늘어지는 경향이 있고 볼륨감이 없다.
- 헤어스타일을 관리하기가 어렵다.
- 머리를 감고 나서도 금방 기름지다.
→ 이런 경우는 미세 모발용 샴푸를 사용하면 됩니다.

- 윤기가 없고 곱슬곱슬한 편이다.
- 머릿결이 거칠다.
- 파마나 염색을 자주 하는 편이다.
- 머리카락이 자주 엉킨다.
→ 이런 경우는 건조 모발용 샴푸를 고르면 됩니다.

이외에도 계면 활성제에 따라서 샴푸를 선택할 수도 있습니다. 건강한 두피를 가지고 있는 대다수 사람은 사실 계면 활성제가 들어있는 제품이 문제 되지 않습니다. 하지만 간혹 민감한 사람들도 있잖아요? 피부가 예민하지 않은 사람은 어떤 화장품을 써도 문제가 안 생기지만, 피부가 예민한 사람은 특정 화장품 이외의 것을 사용하면 피부 트러블이 생기는 경우가 있는 것처럼요. 계면 활성제에 민감한 분들은 두피염이 생기기도 합니다.

계면 활성제에서 주로 피부에 문제를 일으키는 성분은 대부분 SLS(Sodium Lauryl Sulfate; 소듐 라우릴 설페이트; 라우릴 황산 나트륨) 성분입니다. 계면 활성제가 들어 있는 샴푸를 고를 때 두피에 자극이 적은 SLES(Sodium Laureth Sulfate; 소듐 라우레스 설페이트; 라우레스 황산 나트륨) 성분이 들어 있는 것이 좋고, 코카미도프로필 베타인Cocamidopropyl Betaine 성분이 같이 들어간 것이 더욱 좋습니다.

샴푸를 골랐다면 이제 머리를 감아 볼까요?

① 모발 세척 전에 브러시를 이용하여 헤어스프레이나 젤의 잔여물을 제거합니다.

② 약산성 혹은 중성의 샴푸를 사용합니다. 알칼리성 용액은 피부의 보호막에 손상을 줄 수 있습니다.

③ 샴푸 대부분은 고농도이므로 희석해서 사용하는 것이 좋습니다. 희석된 샴푸는 모발에 골고루 배분되기가 좋습니다. 빈 용기를 사용해서 용기의 바닥이 덮일 정도의 샴푸 양을 넣어 주고 약 50밀리리터 정도의 따뜻한 물을 섞어서 흔들어 사용하면 편합니다.

④ 모발이 심하게 더럽지 않거나, 매일 머리를 감는다면 한 번의 샴푸로 충분합니다.

⑤ 뜨거운 물보다는 미지근한 물 사용이 바람직합니다.

⑥ 두피의 자극을 감소시키기 위해서 1분 정도 샴푸를 깨끗이 씻어 냅니다.

⑦ 모발 건조 시에 수건으로 비벼서 말리지 않는 것이 좋습니다. 수건으로 머리를 싸서 두드려 가며 말립니다.

⑧ 모발이 엉켜 있을 때는 손가락을 사용해서 머리 끝부분을 손가락으로 잡아 모근 쪽으로 이동하면서 조심히 풀어 주면 모발이 뽑히거나 끊어지는 것을 피할 수 있습니다.

다시 한번 말하지만 샴푸법으로 머리가 자라지는 않습니다. 그리고 DHT를 막는 샴푸는 없습니다.

TMI보다는 BMI? 탈모인보다는 비만인?

〈배부른 돼지보다 배고픈 소크라테스가 낫다.〉 존 스튜어트 밀의 말입니다. 그럼 배부르고 모발이 풍성한 사람과 배고픈 대머리를 비교해 보면 어떨까요? 제가 운영하는 블로그에 이런 글이 올라왔습니다.

〈유전적인 탈모로 스트레스를 엄청나게 받고 있습니다. 비만한 남성은 남성 호르몬 수치가 낮다고 하던데, 그러면 차라리 뚱뚱해지고 남성 호르몬의 저주 같은 이 M 자 탈모에서 벗어나고 싶습니다. 탈모 대신 그냥 뚱뚱한 삶을 선택하겠습니다.〉

저는 보자마자 고개를 절레절레 저었습니다. 아예 근거가 없는 이야기는 아닙니다. 남성 호르몬의 일종인 DHT는 유전성 탈모에 큰 영향을 주니까요. 2014년 실시된 대한비뇨의학회의 조사 결과에 따르면 BMI 30 이상인 중등도 비만 남성은 BMI 23 미만인 남성보다 남성 호르몬 수치가 현저히 적었습니다.

탈모와 비만에 대한 인식은 어떨까요? 2012년 인크루트와 모 피부과 의원이 〈첫 만남에서 호감도를 떨어뜨리는 남성의 외모 조건〉을 조사한 적이 있습니다. 탈모가 1위, 비만은 4위였습니다. 그 중간에는 작은 키와 트러블 있는 피부가 있었고요.

같은 해, 인크루트와 모 피부과 의원이 〈절대 물려받고 싶지 않은 유전 형질〉을 조사한 결과에서도 탈모는 성별을 가리지 않고 1위였습니다. 비만도 만만치 않았지만, 탈모에는 미치지 못했죠.

이렇게만 보면 탈모 대신 비만을 선택하는 게 현명해 보입니다. 문제는 그걸 우리가 선택할 수 있느냐는 거죠. 비만이 탈모의 직접적인 원인이라고는 보기 어렵지만, 비만인에게서 오히려 탈모가 더 쉽게 발견됩니다.

2014년 타이완에서는 탈모의 중증도와 비만 사이의 상관관계를 조사했습니다. 그 연구 결과는 이렇습니다.

① 유전성 탈모 환자의 경우 중증 탈모 환자들은 경증 탈

모 환자보다 BMI 지수가 더 높다.

② 위험 요소가 같다면 BMI 24 이상일 경우 그렇지 않은 경우보다 중증 탈모를 겪을 위험비가 3.52배다.

③ 위험 요소가 같다면 BMI 24 이상일 경우 그렇지 않은 경우보다 탈모가 발생할 위험비가 4.97배다.

비만이 탈모를 개선하는 게 아니라 오히려 악화시키는 거죠.

탈모 치료를 위해 이것저것 하겠다는 사람들이 많이 있습니다. 검증되지 않은 민간요법은 무조건 멀리하라는 의사들도 있지만, 저는 그렇게까지 배타적으로 보지는 않습니다. 탈모 치료와 별개로 건강에 좋은 것들까지 말릴 필요는 없죠.

〈탈모 치료를 위해 매일 한 시간씩 산책한다〉, 〈탈모 치료를 위해 바른 자세를 취한다〉, 〈탈모 치료를 위해 요도를 한다〉라고 하면 괜찮은 것 아닌가요? 물론 병원에서의 전문적인 치료와 병행을 해야겠지만요.

하지만 〈탈모 치료를 위해 비만이 된다〉와 같은 경우는 탈모 치료와 별개로 나쁜 거잖아요. 그런 건 하지 마세요. 만약 정하고 싶다면 의사와 상의 후 해주길 부탁드립니다.

믿거나 말거나

저는 스스로 탈모 분야의 전문가라고 생각합니다. 하지만 모든 것을 알고 있다고 생각하지는 않아요. 그렇기에 계속 공부를 합니다. 다양한 자료를 접하게 되는데, 저 자신도 정확하게 판단할 수 없는 것들이 많습니다. 흥미로운 이야기 몇 가지를 적어 보겠습니다.

키와 탈모의 상관관계

2017년, 독일 본 대학교의 스테파니 하일만-하임바흐 박사 팀은 키와 탈모의 상관관계에 관해 발표했습니다. 키가 작은 남성이 키가 큰 남성보다 탈모가 일찍 생길 가능성이 크다는 내용이었습니다.

여기까지는 그럴 수 있습니다. 성조숙증을 겪은 아이들은 사춘기가 일찍 시작해서 처음에는 또래보다 키가 크지만, 성장판이 일찍 닫힙니다. 성인이 되었을 때의 키는 오히려 평균보다 작을 때가 많습니다. 성조숙증은 남성 호르몬 때문에 옵니다. 남성 호르몬은 탈모의 원인이 되기도 하고요.

연구 팀은 조기 탈모 남성 1만 1천 명과 탈모가 없는 남성 1만 2천 명을 대상으로 유전자를 분석했습니다. 키와 머리카락에 영향을 미치는 유전자의 위치 네 곳이 같은 것으로 발견되었습니다. 그런데 인과 관계는 조금 달랐죠. 이른 사춘기로 인해 탈모가 일찍 오는 게 아니라, 탈모 위험성을 높이는 유전자가 사춘기를 앞당긴다고 나왔으니까요.

탈모 확률이 높은 혈액형은 따로 있다?

원형 탈모가 있는 사람 200명, 원형 탈모가 없는 사람 200명, 총 400명을 대상으로 한 연구입니다. 다시 한번 말하면, 유전성 탈모가 아니라 원형 탈모에 대한 연구입니다.

성별, BMI, 유병 기간, 질병 발생 시기, 질환의 크기(정도), 질환 유형, 손톱 관련 여부 등은 특별히 서로 관련이 없었습니다. 하지만 혈액형은 관련이 있었습니다. AB형이 원형 탈모와 유의미한 상관관계를 보였습니다.

건강한 그룹에서는 AB형이 12퍼센트 정도였는데, 원형 탈모 그룹에서는 29퍼센트를 차지하였습니다. O형에서는 34퍼센트 대 30퍼센트, A형에서는 39.5퍼센트 대 30.5퍼센트, B형에서는 14퍼센트 대 10.5퍼센트였던 것에 비하면 압도적으로 높은 차이를 보였습니다.

실험군의 숫자가 크지 않고, 한 병원에서 진행된 연구이기 때문에 한계가 있습니다. 하지만 통계적으로 의미가 있는 차이가 나왔기 때문에 관심을 가져 볼 만은 하겠습니다. 요즘은 혈액형 대신 MBTI를 물어본다고 하는데, 다시 혈액형을 물어보는 시대가 올지도 모르겠습니다.

음료수가 남성 탈모를 일으킨다?

아내는 저 보고 콜라 중독자라고 합니다. 하루 평균 500밀리리터 이상 먹는 것 같거든요. 그런데 충격적인 연구 결과가 나왔습니다. 중국 칭화 대학교에서는 1,951명을 대상으로 온라인 설문 조사를 시행하여, 최종적으로 1,028명(탈모인 592명, 비탈모인 436명)의 데이터를 분석하였습니다. 그 결과 탈모가 있는 남성들의 가당 음료 섭취량은 주당 4.2리터였고, 탈모가 없는 남성들은 주당 2.5리터였습니다. 탈모인이 1.7배 정도 많이 섭취했죠.

가당 음료를 많이 마시면 비만이 될 확률이 높습니다. 고혈압이나 지방간을 유발할 수도 있죠. 이것이 탈모를 일으킨다고 말하기는 애매하지만, 연관이 있을 것 같습니다. 어쨌거나 저는 이제 콜라를 그만 마시려고 합니다. 대신 제로 콜라를 마시겠습니다.

김치와 청국장이 탈모를 치료한다?

김치와 청국장인 만큼 국내에서 나온 연구입니다. 2020년 단국 대학교 연구진은 김치와 청국장에서 추출한 유산균이 탈모 치료에 도움이 된다고 발표했습니다. 탈모가 있는 남녀 각 23명씩 총 46명을 대상으로, 유산균이 함유된 김치나 청국장을 복용하게 했습니다.

모발의 개수가 증가하고, 굵기 역시 굵어졌습니다. 유산균이 혈액 내 기름 성분을 줄여 줘서 말초 혈액량을 증가시키고, 두피 혈류량도 늘어나는 것이 확인됐다고 하네요. 46명이라는 작은 실험군 숫자가 조금 아쉽기는 합니다.

가발

탈모 치료 전문 의사로서 가발을 권하는 순간은 언뜻 패배처럼 느껴지기도 합니다. 약물로도 수술로도 해결되지 않아 덮어 두는 것이라고도 볼 수 있으니까요. 하지만 탈모 치료 전문 의사라는 타이틀을 떼고 봤을 때, 가발은 아주 유용합니다. 심지어는 모발 이식보다 나은 점도 있습니다. 그 장점을 몇 가지 소개하겠습니다.

즉각적인 변화

모발 이식은 그다지 위험하지 않지만 어쨌든 수술입니다. 게다가 완벽한 결과를 보기까지 6~12개월 정도의 시간이 걸리죠. 하지만 가발은 착용 즉시 변화를 확인할 수 있습니다. 가발을 맞추는 데 한두 달이 걸리는 예도 있습니다만, 그 역시도 모발 이식에 비하면 짧은 편이죠. 몇 가지 다른 스타일의 가발을 갖춰 놓으면 기분이나 상황에 따라 다양한 모습을 연출할 수도 있고요.

모발 이식을 할 수 없는 경우의 대안

스스로 솜씨 좋은 의사라고 자부합니다만, 모두에게 모발 이식이 가능한 것은 아닙니다. 항암 치료를 받는 사람은 할 수가 없죠. 유전적 탈모인 사람 중에서도 그 정도가 심한 사람들은 모발 이식이 제대로 된 효과를 보기 어렵습니다. 모발 이식은 말 그대로 이식입니다. 자리를 바꿔 주는 것일 뿐, 모발의 절대적인 숫자를 늘려 주지는 못하니까요. 하지만 가발은 머리카락이 한 올도 없는 상태에서도 머리를 풍성하게 덮어 줄 수 있습니다.

저렴한 초기 비용

가발 가격은 천차만별이고, 좋은 질의 가발은 가격이 꽤 나가기도 합니다. 그렇지만 모발 이식과 비교했을 때는 상대적으로 저렴합니다.

무엇이든 마찬가지겠지만 가발 역시 만능은 아닙니다. 단점들도 있죠.

첫 번째, 벗겨질 수 있다는 불안감이 생깁니다. 모발 이식은 본인의 머리카락이지만, 가발은 본인의 머리카락이 아닙니다. 심겨 있는 게 아니라 씌워져 있다 보니 벗겨질 수 있죠. 그로 인해 낭패를 겪었다는 이야기는 안 들어 본 사람이 없을 정도입니다. 다른 사람의 손이 머리 근처에 오는 것만으로도 기겁하는 사람도 있습니다.

두 번째, 진짜 모발과의 차이입니다. 요즘은 기술이 좋아져 사람의 머리카락과 가발의 머리카락에 큰 차이가 없습니다. 하지만 기술이 아무리 발달해도 가발의 머리카락은 자라지 않습니다. 완전히 민머리가 되어 가발을 착용하는 경우가 아니라면 원래 자기 머리카락이 남아 있기는 하잖아요? 어디는 자라고, 어디는 안 자라는 일이 벌어지고는 합니다. 머리카락은 한 달에 1센티미터 정도 자랍니다. 눈썰미가 좋은 사람이라면 그 정도만 가지고도 차이를 알 수 있습니다.

세 번째, 관리 비용이 발생합니다. 초기 비용과 누적 비용은 다릅니다. 영구적인 효과를 기대할 수 있는 모발 이식과 달리 가발은 수명이 있죠. 가발의 머리카락이 빠지거나 닳으면 교체를 해줘야 합니다. 보통 5년 이내면 가발이 더 저렴하고, 5년 이후면 모발 이식이 더 저렴한 편입니다.

알아 두면 쓸모 있는
모발 이야기 3

103년 역사상 최초, 쇼트커트 미스 프랑스

이브 질은 〈미스 프랑스 2024〉에서 우승했습니다. 103년 역사상 최초의 쇼트커트 미스 프랑스가 되어 화제였죠. 전통적인 미의 기준을 깨고 새로운 시각을 제시했다며 환호하는 측도 있었고, 심사 위원단이 그저 다양성을 보여 주기 위한 목적으로 밀어줬다는 비판도 있었습니다. 실제 이브 질은 대중 투표에서는 3위에 그쳤는데, 심사 위원단의 지지로 우승을 차지했습니다.

2021년, 미스 프랑스 주최 측은 페미니즘 단체로부터 고소당했습니다. 특이하게도 노동법 위반 때문이었어요. 미스 프랑스 참가 자격은 까다로웠습니다. 키 170센티미터 이상, 18~24세, 출산 경험이 없는 미혼, 범죄 기록이 없을 것, 문신이 없을 것, 정치적 또는 종교적 선전과 관여된 적 없을 것 등이 있었죠. 그런데 프랑스 노동법은 〈정조 관념이나 나이, 가족 관계, 임신, 유전적 특성, 정치적 견해, 신체적 외모와 관련된 모든 형태의 차별을 금지한다〉라고 합니다. 미스 프랑스 참가자는 주최 측에 사실상 고용된 것이니 노동법을 따라야 한다고 주장했습니다.

이 고소 이후, 미스 프랑스는 자격 조건을 많이 완화했습니다. 문신을 해도 되고, 나이 제한을 없애고, 출산이나 결혼 여부도 문제 삼지 않았죠. 그러다 이제는 쇼트커트 미스 프랑스가 나오게 된 것입니다.

저는 이브 질이 전통적인 미의 기준을 깨뜨렸다고 보지 않습니다. 제가 보기에는 굉장한 미인이고, 또한 누가 보더라도 굉장한 미인이지 않나 싶거든요. 저는 미인에 대한 다양성을 그렇게까지 요구하지 않습니다. 현대 미인이라고 해서 현대 미술처럼 해설이 필요하면 안 된다고 생각하니까요.

그래도 너무 팍팍한 기준은 시대에 뒤떨어진 것 같습니다. 키가 170센티미터가 안 되면 뭐 어떻고, 머리가 좀 짧으면 또 어떻습니까?

언젠가는 대머리가 미스 프랑스가 되는 날이 올지도 모르겠습니다. 대머리도 미인으로 봐주는 세상이 돼서 그런다면 기쁜 일이겠지만, 자신의 정치적 올바름을 보여 주기 위한 수단으로 대머리를 뽑는 세상이라면 끔찍할 것 같습니다.

4장
제대로 치료하기로 결심했다면

병원에서는 탈모를 어떻게 진단할까?

앞 장에서 탈모를 있는 그대로 받아들이는 것에 관해서도 얘기하고, 탈모의 장점에 관해서도 얘기했습니다. 하지만 그걸 모두가 받아들일 수는 없습니다. 탈모 치료를 위해 몇 가지 민간 요법을 해볼 수도 있겠지만 효과를 보기는 어렵겠죠. 결국 병원이 답입니다. 일단 병원에 가면 긴가민가한 자가 진단보다 훨씬 더 정확하게 검사를 합니다. 어떤 검사들이 있을까요?

문진

증상과 가족력에 대해 아는 게 첫 번째입니다. 머리카락이 짧은 시간 안에 전부 사라져 버리는 일은 매우 드뭅니다. 진행되고 있다는 걸 대부분은 충분히 알아차릴 수 있죠. 세면대에 떨어진 머리카락 숫자가 유독 많아진 듯하다거나 주변 사람들이 이야기해 준다거나 심지어는 거울을 통해서 스스로 마주할 수 있습니다.

찬찬히 친척들의 얼굴이 떠올려 보세요. 아버지, 어머니, 할아버지, 할머니, 삼촌들까지. 하나를 보고 열을 알기란 어렵지만, 열을 보고 하나를 알기란 훨씬 쉽죠. 미래가 어떨지 대충 짐작할 수 있습니다.

탈모가 의심되는 영역들

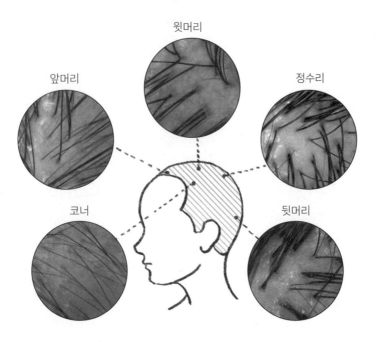

모발 현미경 검사

환자마다 탈모가 의심되는 영역이 다를 수 있습니다. 유전성 탈모일 때 기본적으로 측정되는 위치는 앞머리, 윗머리, 뒷머리, 정수리, 이마 코너 부분입니다. 뒷머리는 안전 지역이라고 부릅니다. 탈모의 영향을 거의 받지 않는 지역이니까요. 그곳을 기준으로 다른 곳과 비교를 해보는 겁니다. 이 검사를 통해 탈모가 어떻게 진행될지도 예측할 수 있습니다.

머리숱 계측 검사

탈모가 진행되면 머리카락이 빠지기도 하고, 얇아지기도 합니다. 개수와 두께의 변화는 부피의 변화라고도 할 수 있겠죠. 우

헤어 체크로 머리숱 측정

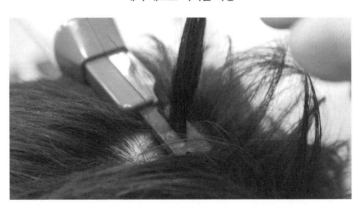

리가 흔히 〈머리숱〉이라고 부르는 것 역시 부피의 개념이고요. 이 부피를 측정할 수 있는 장비가 〈헤어 체크〉입니다.

먼저 1제곱 센티미터 단위 면적을 설정합니다. 그 안에 있는 머리카락을 정리해서 모아 주고, 장비에 머리카락을 넣어 측정합니다. 모발 현미경 검사와 마찬가지로 안전 지역과의 비교를 해보는 거죠. 15~20퍼센트 이상 차이가 나면 탈모가 의심되는 겁니다.

일반적인 병원에서도 이 정도 검사까지는 받을 수 있습니다. 우리 병원에서는 이보다 더 발전된 형태의 탈모 검사를 진행하는데, 이 시스템을 〈모바디〉라고 합니다. 흔히 체성분 검사를 인바디라고 하잖아요? 체수분, 단백질, 골격근량, 체지방량 등을 측정해서 객관적인 수치로 보여 주죠. 그와 마찬가지로 모바디 검사에서도 모발 밀도, 모낭당 모발 개수, 모발 두께, 모발량 등 열 가지의 세세한 정보를 알 수 있습니다.

모바디에서는 AI 현미경 검사와 3D 스캐너 촬영을 활용합니다. AI 현미경 검사는 기존 현미경 검사에 AI 분석 시스템이 더해졌습니다.

3D 스캐너 촬영은 조명과 각도 등의 변수를 통제하여 언제나 동일한 환경에서 촬영하게 했습니다. 360도 회전하며

500여 장의 사진을 찍어요. 헤어라인, 정수리, 후두부 어디든 탈모 진행 상황을 쉽게 파악할 수 있죠.

모바디 검사를 처음 하면 평균과의 비교가 이뤄집니다. 그런데 평균보다 높아도 탈모일 수 있고, 평균보다 낮아도 탈모가 아닐 수 있어요. 평균이 70점이라고 해볼게요. 100점 받다가 80점이 된 사람과 언제나 꾸준히 60점인 사람, 이 둘 중에 누구를 탈모라고 할까요? 앞 사람입니다. 평균보다는 자신의 탈모 진행 여부가 더 중요해요. 탈모인지 애매하다고 판단되면 반복해서 검사해 보는 게 좋아요. 빠르게 진행되지 않는다면 6개월에서 1년 주기로 해도 충분합니다.

지금까지 말한 이 모든 검사가 아예 필요하지 않은 예도 있기는 합니다. 스치듯 봐도 이건 탈모가 확실하다 싶은 경우가 그렇습니다.

약으로 치료하기

탈모약에 대한 가장 오래된 기록은 기원전 1500년 전 이집트의 의학 문서인 에베르스 파피루스입니다. 고양이, 뱀, 악어, 하마, 사자 등의 기름을 섞어 머리에 바르라는 거였죠.

제 생각은 이렇습니다. 환자가 처음 찾아왔을 때는 고양이를 잡아 오라고 했을 겁니다. 잡아 오면 그걸로 약을 지어 주는 거죠. 그런데 효과가 없다고 따지면, 실수로 빼먹은 게 있다고 뱀을 또 잡아 오라고 하는 겁니다. 뱀으로도 효과가 없다고 하면 악어를, 악어로도 효과가 없다고 하면 하마를, 하마로도 효과가 없다고 하면 사자를 잡아 오라고 하는 거죠. 그렇게 하면 환자들은 세 종류로 나뉘게 됩니다. 효과를 본 사람, 중간에 포기해서 효과를 못 본 사람, 동물을 잡다가 죽은 사람.

죽고 나서는 괴수를 하나 만나야 합니다. 이름은 암무트. 사후 세계인 두아트를 지키는 괴수죠. 악어의 머리, 사자의 상반신, 하마의 하반신을 가지고 있습니다. 그런데 아까 악어와 사자와 하마의 기름이 필요하다고 했죠? 어쩌면 그건 그냥 죽었다가 다시 태어나라는 뜻이었을지도 모릅니다.

다행히 현재는 탈모 치료가 전보다 훨씬 쉬워졌습니다. 3천5백 년 전과 비슷한 수준의 민간요법이 여전히 돌아다니기는 하지만, 그래도 식약처의 허가를 받은 탈모 치료제도 세 가지 있으니까요.

피나스테리드

프로페시아라는 상품명으로 널리 알려진 피나스테리드는 미국 식품 의약국FDA에서 1997년 남성형 탈모증 치료제로 승인을 받았습니다. 우리나라 식약처에서도 2000년에 탈모 치료 목적으로 승인을 받았고요.

피나스테리드의 중요한 효능은 두 가지입니다. 첫째, 테스토스테론이 남성형 탈모를 일으키는 디하이드로테스토스테론 DHT으로 전환되는 것을 방지합니다. 둘째, 유전성 탈모증을 앓는 환자의 모낭 주변에 농축된 5 알파 환원 효소의 활동을 억제합니다.

5년간 이 약을 먹은 환자 중 90퍼센트에서 일정 부분 탈모가 중단되는 것을 확인했고, 절반의 환자들에게서 새로운 머리카락이 자라는 것을 확인했습니다. 반대로 이 약을 먹지 않은 실험군 중 75퍼센트는 연구 중에 지속해서 탈모가 진행되었습니다. 피나스테리드는 특히 정수리 부분에 효과적입니다. 30퍼센트의 환자는 약간 개선, 31퍼센트는 양호하다고 할 정도로 개선, 5퍼센트는 상당히 높은 수준의 개선을 보였습니다.

하지만 앞이마의 경우 38퍼센트가 약간 개선, 4퍼센트가 양호한 정도일 뿐 높은 수준의 개선을 보인 사람은 없었습니다.

남성형 탈모증 진단을 받으면 성인 남성은 특별한 검사 없이도 피나스테리드 처방을 받을 수 있습니다. 24시간을 지켜서 복용할 필요는 없지만, 헷갈리지 않도록 항상 같은 시간대에 복용하는 습관을 들이면 좋습니다. 식사와 함께 먹거나 공복에 먹어도 상관없습니다.

두타스테리드

아직 FDA로부터 탈모 치료용으로 허가를 받지는 못했지만, 국내에는 〈아보다트〉라는 이름으로 식약처의 승인을 획득해 판매되고 있습니다.

피나스테리드와 마찬가지로 5 알파 환원 효소를 억제합니다. 피나스테리드는 2형 5 알파 환원 효소를 차단하는데, 두타스테리드는 2형뿐만 아니라 1형 5 알파 환원 효소도 차단합니다. 탈모에 주로 작용하는 것은 2형이므로 두 약에 큰 차이는 없습니다.

공식적인 것은 아니지만 탈모와 더불어 피지 분비가 많거나 지루 두피염 등이 있을 때는 두타스테리드를 처방하는 것이 낫다는 의견도 있습니다. 1형 5 알파 환원 효소가 피지샘에서 주로 발현되는데 두타스테리드는 1형 5 알파 환원 효소도 억제하기 때문에 조금 더 효과적일 수 있다는 거죠.

미녹시딜

FDA로부터 사용 승인을 획득해 많은 탈모 환자가 사용하고 있습니다. 미녹시딜로 만들어진 약 중에 대표적인 탈모 치료제가 로게인입니다.

미녹시딜이 어떻게 탈모를 치료하는지, 왜 효과를 보이는지는 아직도 정확하게 알려지지 않았습니다. 혈관을 확장하고, 모낭에 산소와 영양소의 공급을 강화하고, 휴지기를 줄여 줘서 발모 효과를 보이는 게 아닐지 추측하고 있죠.

모낭이 살아 있을 때만 효과를 기대할 수 있는데, 탈모가 완전히 진행된 곳의 머리카락을 자라게 하지는 못합니다. 먹는 약에 비해 개인차가 큰데, 두피의 황산 전달 효소 차이 때문입니다. 미녹시딜이 이 효소의 작용으로 황산 미녹시딜로 바뀌어야 효과가 나타나는데, 효소 수치가 낮은 사람은 효과가 떨어집니다. 미녹시딜 치료에 반응하는 비율은 30~40퍼센트 정도 수준으로 봅니다.

또한 미녹시딜의 효과는 일시적이에요. 시간이 흐르면서 테스토스테론이 미녹시딜의 약효를 이겨 내는 시점에 이르면 효과가 떨어집니다.

앞머리 탈모에는 효과가 작고, 정수리 탈모에 효과가 더 있습니다. 여성 탈모에서는 피나스테리드나 두타스테리드를 쓰기가 어렵기 때문에 미녹시딜을 가장 먼저 권합니다. 여성에게 훨씬 효과적인데, 여성이 남성보다 넓은 범위에 걸쳐 미세하게 진행되기 때문이에요.

탈모약은 어떻게 만들어졌을까?

프로페시아라는 제품명으로 유명한 피나스테리드의 개발 이야기는 흥미롭습니다. 1974년 도미니카 공화국에서는 〈게베도세스guevedoces〉라 불리는 아이들이 보고됩니다. 게베도세스는 〈12세의 성기〉를 뜻하는 스페인어예요. 여자아이인 줄 알고 키웠는데 사춘기가 되더니 남성의 생식기가 나온 거죠.

이들은 선천적으로 5 알파 환원 효소가 부족했습니다. 5 알파 환원 효소는 남성 호르몬인 테스토스테론을 DHT로 바꿔주는데, 태아에게 DHT가 부족하면 성기가 제대로 자라지 않습니다. 그렇기에 태어났을 때는 여자아이로 오해받지만, 염색체는 분명 남자이기 때문에 성기가 뒤늦게 자라게 되는 거죠.

이 병을 앓은 사람들은 전립샘이 작았습니다. 그리고 탈모도 없었죠. 글로벌 제약 회사 머크는 여기에 주목해 5 알파 환원 효소의 작용을 인위적으로 조절할 수 있는 약을 개발했습니다. 전립샘 비대증 치료제로 먼저 FDA 승인을 받고, 그 후에 탈모 치료제로도 승인을 받았습니다.

바르는 탈모 치료제 미녹시딜은 1988년에 FDA 승인을 받았습니다. 사실 미녹시딜은 1950년대 궤양 치료를 목적으로 개발되었죠. 하지만 궤양 치료에는 효과가 없고, 혈관 확장에 큰 효과가 있었습니다. 그래서 고혈압 치료제로 출시했습니다.

그런데 예기치 않은 부작용이 발견됐어요. 뜬금없이 털이 나기 시작한 거죠. 이 부작용을 탈모 치료에 이용하면 어떨까 연구를 해서 나온 것이 현재의 바르는 미녹시딜입니다.

두타스테리드(아보다트)는 영국의 제약 회사인 글락소 스미스 클라인GSK에서 전립샘 비대증 치료제로 개발되었습니다. 2001년도부터 FDA의 승인을 받아 판매됐죠. 그런데 GSK 본사에서는 딱히 탈모 치료제로 활용할 생각이 없었습니다. 하지만 GSK 한국 지사의 생각은 달랐죠. 2006년부터 탈모 임상실험을 실시했고, 2009년 한국 식약처에서 세계 최초로 탈모약으로서의 승인을 받아 냈습니다. 여전히 미국 FDA에서는 승인받지 않은 상태지만, 일본 후생성에서도 허가받는 등 점점 시장을 넓혀 가고 있습니다.

피나스테리드, 두타스테리드, 미녹시딜. 세 가지 약 모두 처음부터 탈모 치료를 목적으로 만들어진 게 아닙니다. 자기 할 일을 열심히 하고 있다 보면 탈모 치료는 저절로 따라온다는 교훈을 주는 게 아닐까요?

탈모약의 부작용과 오해

제약사에서 생산되는 모든 약에는 부작용에 대한 경고가 적혀 있습니다. 부작용의 빈도가 매우 낮다고 해도 표기를 해서 알릴 의무가 있기에 꼼꼼히 적는 것이죠. 저 역시 나름의 의무가 있다는 생각이 들어 부작용에 관해 이야기해 볼까 합니다. 부작용이 아닌 오해까지도요.

성기능을 약하게 한다?

피나스테리드 1밀리그램을 남성 탈모증 환자에게 1년간 투여하였을 때, 3.8퍼센트에서 성 관련 부작용을 경험한 것으로 나옵니다. 발기 부전, 성욕 감퇴, 정액량 감소 등의 문제입니다. 그런데 위약(가짜 약)을 먹은 사람들의 2.1퍼센트도 성 관련 부작용을 경험했습니다. 성기능은 아무래도 심리적인 부분이 크기도 하고, 어쩌면 다른 이유로 성기능이 저하됐는데 원망할 곳을 찾은 것일 수도 있습니다.

어쨌든 피나스테리드와 두타스테리드가 성기능과 연관이 있는 것은 사실로 보입니다. 하지만 이런 부작용들은 약을 중단하면 얼마 지나지 않아 사라집니다.

체중 증가?

지금까지의 데이터에서 탈모약 피나스테리드 혹은 두타스테리드로 체중이 증가한 사례는 없는 것으로 확인하였습니다. 자료를 조사하는 과정에서 오히려 반대로 피나스테리드를 복용한 군에서 신체 질량 지수BMI가 감소한 연구는 있었습니다.

남성 호르몬 테스토스테론 수치에 따라 세 개의 그룹으로 실험군을 나눈 연구에서, 피나스테리드를 복용한 그룹은 기저 남성 호르몬 수치가 높은 군(471ng/dL)을 제외하고는 BMI가 대조군에 비해 감소하였습니다. 오히려 탈모약을 먹으면 체중이 감소한다고 유추할 수 있는 결과입니다.

물론 약의 부작용은 사람마다 매우 특별하게 나타날 수도 있습니다. 하지만 일반적으로는 탈모약으로 체중 증가가 생기지 않는다고 봅니다.

수면 장애?

잠이 잘 안 오거나 하는 수면 장애 증상은 탈모약의 일반적인 부작용은 아닙니다. FDA 이상 반응 보고 시스템FAERS에 따르면, 1998~2020년 프로페시아(피나스테리드) 복용 후 불면증 증상을 보인 사례는 총 409건(보고된 이상 반응 5,791건 중 7.06퍼센트에 해당)이 보고되었습니다. 하지만, 상관관계나 인과 관계에 관해 연구된 바는 없습니다.

아보다트(두타스테리드)에서도 불면증 증상에 관한 내용이 설명서에 언급이 있습니다만, 0.2퍼센트 정도로 발생 빈도가 매우 낮습니다. 인과 관계가 확립되지 않았다고도 명시되어 있습니다. 오히려 반대로 졸림에 대한 부작용도 언급이 있네요.

지속해서 불면증이 느껴지면, 약 복용을 아침에 하거나, 약용량을 줄여서 복용하거나, 약 종류를 바꿔서 복용해 보는 것을 권하고 싶습니다.

여자가 사용하면 안 된다?

남성 탈모에서는 두타스테리드나 피나스테리드 같은 먹는 치료 약을 쓰는 데 반해서 여성, 특히 가임기 여성에게는 이런 약을 쓰지 않습니다. 태아에게 문제가 될 수 있기 때문이죠. 동물 실험에서 피나스테리드 5밀리그램의 250배 용량에서, 두타스테리드의 경우 180배의 용량에서 기형 가능성이 보고되고 있습니다. 바르는 미녹시딜은 사용할 수 있습니다. 미녹시딜은 호르몬과는 무관한 약이니까요.

폐경기 여성은 남성 탈모약을 사용해서 효과를 기대할 수 있습니다. 12개월간 하루 한 알 피나스테리드 5밀리그램을 복용한 여성의 81.4퍼센트에서 호전이 있었다는 국내 연구 결과가 있습니다.

임신 계획 시 복용을 중단해야 한다?

피나스테리드와 두타스테리드는 임신 시 남아의 성기 생성에 문제가 될 수 있습니다. 그러나 임신을 계획 중인 남성이 복용하는 것은 상관이 없어요. 성관계를 통해 남성에서 여성으로 탈모약 성분이 전달되지 않을까 걱정하는 사람들도 있는데, 태아의 성기 발달에 영향을 주는 농도는 일반적인 먹는 양보다 훨씬 높습니다. 정액을 통해 전달되는 양은 극히 적으므로 문제가 될 가능성이 희박합니다.

41세 이후에 효과 없다?

탈모약을 먹는 데에 나이 제한이 있느냐는 질문을 받고는 합니다. 이런 질문이 나오는 이유는 이렇습니다. 프로페시아의 설명서에는 〈성인 남성(만 18~41세)의 남성형 탈모증(안드로겐 탈모증)의 치료〉에 효과가 있다고 나와 있고, 아보다트의 설명서에서도 마찬가지로 표시되어 있습니다. 이것은 약을 출시하면서 실험했던 실험 대상군의 나이가 이 연령대였기 때문입니다. 이 나이대 이외에 효과가 없어서 그렇게 표기한 건 아니죠.

한국에서는 18세 미만에 탈모 증상을 보이는 경우가 많지 않지만, 백인들에게는 종종 나타나고는 합니다. 18세 미만인데도 탈모약을 먹는 사람을 외국에서는 꽤 볼 수 있어요. 또한 40~50대 이상의 탈모인들이 탈모약을 먹어도 충분히 효과를 기대할 수 있으니 크게 염려 말고 복용을 시작하기를 바랍니다.

탈모약은 부작용이 유독 심각하다?

A 약 부작용: 설사, 구역, 구토, 배 아픔, 변비, 가슴쓰림, 위 복부 불쾌감, 가려움, 발진, 뇌전증성 폐렴, 전신 권태감, 어지러움, 담석의 석회화, 간 효소치의 증가, 백혈구 감소, 혈청 빌리루빈치의 상승, 바이러스 감염, 근골격계 통증, 인두염, 부비강염, 탈모, 월경통.

B 약 부작용: 쇼크, 천식 발작, 가슴 답답함, 혈소판 감소, 과립구 감소, 용혈 빈혈, 메트헤모글로빈 혈증, 혈소판 기능 저하, 청색증, 호흡 곤란, 땀이 남, 저혈압, 구역, 구토, 식욕 부진, 장기 복용 시 위장 출혈, 소화 궤양, 천공(뚫림), 발진, 알레르기 반응, 피부 점막 안 증후군, 독성 표피 괴사 용해, 황달, 만성 간염, 급성 췌장염, 신장 독성, 간장, 신장, 심근의 괴사.

C 약 부작용: 과민 반응, 위장 질환, 식후 위 통증, 귀울림, 천식이나 기관지 경련, 비정상적인 출혈, 토혈, 혈뇨, 멍, 객혈, 검은 변, 부종, 신장 결석.

D 약 부작용: 발진, 가려움, 두드러기 및 혈관 부종, 근육통, 근무력증, 우울증, 투여 중단 후 지속되는 성욕 감퇴, 불안, 유방 압통 및 비대, 고환통, 혈정액증, 투여 중단 후 지속되는 성기능 장애, 남성 불임, 정액의 질 저하, 남성 유방암, 위장 장애(속 쓰림), 어지럼, 두통, 두근거림, 간 효소 수치 상승.

약의 부작용들을 가만히 살펴보면 복용하기가 꺼려질 수가 있습니다. 그런데 이 약들의 정체가 뭘까요? A 약은 우루사, B 약은 게보린, C 약은 아스피린입니다. 이 약을 드실 때 부작용에 대한 걱정을 얼마나 하세요?

D 약은 프로페시아입니다. 다른 약들과 같이 두고 보니 부작용이 심각해 보이지 않죠? 일반 약보다 탈모약의 부작용은 과장되게 언급되는 경향이 있습니다. 특히나 성기능에 관련된 부분이죠. 복용을 중단하면 원래대로 돌아가니 너무 염려하지 않아도 됩니다.

플라세보? 노세보?

탈모약을 복용하기 꺼리는 분들의 가장 큰 이유는 발기 부전이나 성욕 감퇴 등의 성기능 부작용에 대한 걱정 때문입니다. 탈모약의 성분인 피나스테리드나 두타스테리드가 이런 현상의 원인이 될 수 있는 것은 사실입니다. 하지만 성분이 아니라 심리적인 요인 때문에 발생할 수도 있죠.

플라세보 효과에 대해서는 많이들 알고 계실 겁니다. 효과가 없는 가짜 약을 진짜 약이라고 속이고 먹었을 때, 환자의 병세가 실제로 호전되는 현상이죠. 그런데 이와 반대인 노세보 효과도 있습니다. 약효에 대한 의심이나 부작용에 대한 염려 때문에 부정적인 결과로 이어지는 현상을 가리킵니다.

피나스테리드 1밀리그램을 남성 탈모증 환자에게 1년간 투여하였을 때, 3.8퍼센트에서 성 관련 부작용을 경험한 것으로 나옵니다. 그런데 위약(가짜 약)을 먹은 사람들의 2.1퍼센트도 성 관련 부작용을 경험했습니다. 이게 바로 노세보 효과죠.

성기능은 원래 심리적인 부분이 중요합니다. 같은 증상이라도 개인마다 느끼는 불편함이 다르고, 증상 정도를 객관적으로 측정하기도 어려워요. 그렇기에 노세보 효과가 발생하기 쉽습니다.

한번은 이런 적이 있었어요. 환자 한 분이 탈모약을 먹고는 사정할 때 나오는 정자 수가 줄어들었다고 이야기하는 겁니다. 그래서 제가 물어봤죠.

「몇 개에서 몇 개로 줄어들었나요?」

당연히 대답을 들을 수 없었습니다. 그 어떤 객관적인 측정도 없었으니까요.

노세보와 실제 약 부작용을 구별하는 것이 불가능한 것은 아닙니다. 노세보 효과일 가능성이 높은 경우들을 살펴보겠습니다.

복용 후 갑자기 성기능 관련 부작용이 발생했을 때

탈모약은 테스토스테론이 DHT로 전환되는 과정을 차단하는 원리로 탈모를 억제합니다. 복용 초기에는 DHT로 전환되지 않은 테스토스테론이 증가하는 등 다른 성호르몬의 균형이 깨질 수 있습니다. 하지만 신체는 항상성을 유지하려는 방향으로 작동하기 때문에 복용 후 3개월 정도가 지나면 대부분 원래의 균형을 회복합니다. 그래서 탈모약의 부작용은 대개 복용 후 1~2개월 이내에 발생하며 3개월 정도가 지나면 완화됩니다.

성기능은 20대 초반에 정점에 도달한 후 노화와 함께 점차 떨어지게 됩니다. 만일 약을 수년 동안 잘 복용하던 중 갑자기 발기가 잘되지 않거나 하는 부작용이 발생한다면 노화에 따른 자연스러운 변화일 수 있습니다.

탈모약을 끊었는데 하루 이틀 내로 부작용이 사라졌을 때

탈모약의 성분이 배출되는 데는 보통 열흘 정도의 시간이 필요하며 두타스테리드는 더 오랜 시간이 필요하기도 합니다. 또한 성호르몬 균형이 약 복용 이전으로 돌아가는데도 짧지 않은 시간이 필요합니다. 그런데 약을 끊은 다음 날부터 갑자기 부작용을 느끼지 못했다는 사람들이 종종 있습니다. 이런 경우는 탈모약을 끊었다는 안도감 때문에 일시적으로 좋아졌을 가능성이 큽니다.

탈모약을 끊었는데도 부작용이 없어지지 않을 때

탈모약이 유발한 성기능 관련 부작용은 약 복용을 중단하면 회복된다고 알려져 있습니다. 탈모를 치료하는 의사들도 관련 부작용이 특별한 치료 없이 회복된다는 데 공감하고 있습니다. 탈모약의 부작용이 영구적으로 계속된다고 주장하는 논문이 존재하지만, 의사들에게 인정받지 못하고 있습니다. 실제 임상 경험과 어긋나기 때문입니다. 만일 약을 중단했는데도 부작용이 수개월 이상 지속된다면 탈모약 때문이 아니라 노세보 효과, 또는 다른 요인으로 인한 증상일 확률이 높습니다.

복제약도 괜찮을까?

피나스테리드의 오리지널 약은 프로페시아입니다. 두타스테리드의 오리지널 약은 아보다트고요. 그런데 이 약들을 제너릭(복제약. 신약으로 개발한 약이 특허 기간이 만료되어 동일 성분으로 다른 회사에서 생산하는 약)으로 바꿔도 되는지, 혹은 이미 제너릭을 먹고 있는데 다른 제너릭으로 바꿔도 되는지 많이 물어보세요.

결론부터 말하자면 괜찮습니다. 제너릭이 뭔지를 생각해

보세요. 신약이 개발되면 일정 기간 특허권의 보호를 받습니다. 그 기간이 끝나면 다른 제약 회사에서도 제조와 판매를 할 수 있죠. 이미 공개된 성분으로 똑같이 만드는 겁니다.

복제약의 효능을 의심하는 사람들도 있습니다. 그런데 제너릭이 식약처에서 허가받기 위해서는 생물학적 동등성 실험(이하 생동성)에서 AUC(혈중 농도 시간 곡선하 면적)와 Cmax(최고 혈중 농도) 두 가지 지표의 로그 변환한 평균치 차의 90퍼센트 신뢰 구간이 로그 0.8에서 로그 1.25 이내라는 조건을 만족시켜야 합니다. 간단하게 말하자면 차이가 아예 없다고는 하지 못해도 거의 없는 수준이라는 겁니다. 그래야 식약처의 인증을 받을 수 있어요.

그렇다면 생동성을 통과할 정도의 자그마한 차이가 오리지널을 복용했을 때는 없었던 부작용을 일으킬 수 있을까요? 의학적으로는 거의 그렇지 않아 보입니다. 예를 들어 프로페시아(피나스테리드 1밀리그램)와 프로스카(피나스테리드 5밀리그램)의 효과나 부작용이 용량에 비례하여 다섯 배가 되는 것이 아닌 것처럼, 혈중 약물 농도가 약간 차이 난다고 해서 부작용 발생 빈도가 달라지기는 어렵습니다.

약을 바꾸니 부작용이 생겼다는 이야기는 참이슬이 제조 공장에 따라 맛이 다르다는 이야기와 비슷합니다. 참이슬의 라

벨을 살펴보면 F1, F2, F3, F4 등으로 제조 공장이 표기되어 있습니다. F1은 이천 공장, F2는 청주 공장, F3은 익산 공장, F4는 창원 공장입니다. 1은 달고, 숫자가 높아질수록 점점 더 쓰다는 얘기가 한창 돌았습니다.

사실일까요? 청주, 익산, 창원 공장은 〈제조〉 면허가 아닌 〈주입〉 면허만 있었습니다. 이천에서 만든 반(半)제품을 받아 와서 거기에 물만 타서 병에 넣었다는 거죠. 그랬더니 이런 얘기가 나옵니다. 소주의 대부분은 물이라 물맛이 중요하다고요. 이천은 물맛이 좋다고, 물이 좋으니까 이천 쌀이 임금님께 진상된 거 아니겠느냐고요. 그런데 이때 쓰이는 물은 네 차례 대나무 숯 정제 공정을 거칩니다.

한 신문사에서는 하이트진로 관계자와 이와 관련된 인터뷰를 하기도 했습니다. 그런데 대답이 아주 재미있었죠.

「블라인드 테스트를 해보면 아예 제조사가 다른 소주도 구별하기 쉽지 않습니다.」

같은 소주가 달게도 느껴지고, 쓰게도 느껴지는 건 제조 공장의 차이가 아닙니다. 힘든 하루를 보냈거나 혹은 기쁜 하루를 보냈기 때문이겠죠. 탈모약 역시 마찬가지입니다. 약을 바꿨는데 갑자기 발기가 되거나 혹은 안 된다면…… 힘든 하루를 보냈거나 혹은 기쁜 하루를 보냈기 때문일 겁니다.

발기 부전 치료제에서도 제너릭이 많습니다. 국내 기업이 내놓은 신약과 제너릭 제품들의 총 점유율이 80퍼센트 이상일 정도죠. 그 이유는 간단합니다. 더 저렴하거든요. 성분이 공개되었기 때문에 연구 개발비가 들지 않고, 같은 가격이면 오리지널을 이용할 테니 복제약이 더 저렴할 수밖에 없죠. 그러면서도 효과에 차이가 없으니 제너릭을 선택하는 겁니다.

발기 부전 치료제에서도 제너릭이 이렇게 많이 쓰이는데, 성기능에 대한 부작용이 염려되어서 제너릭을 못 쓴다는 건 말이 안 됩니다.

모낭 주사

일반적인 주사 치료는 혈관이나 근육에 약물을 투입합니다. 약물이 전신을 순환하면서 병을 치료하죠. 하지만 메조 테라피 방식은 다릅니다. 질환이 발현된 부위 혹은 그 인접한 부위의 피부 내 조직이나 피부밑 조직 상부에 직접 주사를 하니까요. 혈류 등을 통하지 않고 직접 접근하기 때문에 혈관이나 근육에 주사하는 것보다 훨씬 저농도의 약물로도 효과를 기대할 수 있습니다.

탈모 부위에도 각종 약물을 주사하여 기계적인 효과(주삿바늘로 두피를 자극함으로써 미세 상처 치유 과정에서 성장 인자가 나오고 국소 미세 순환이 활발해지면서 자연 치유력을 증가시킴)와 화학적인 효과(모발 성장에 필요한 영양소 공급)를 기대하는 원리입니다. 모낭 주사가 투입되는 표피, 진피는 혈행이 활발한 곳이 아니라 주사된 약이 오랫동안 모낭 주위에 머물며 작용할 수 있습니다.

두피에 직접 주사를 한다고 해서 두피 주사라고도 부르고, 탈모 치료를 목적으로 한다고 해서 탈모 주사라고도 부릅니다. 메조 테라피 방식이라 그냥 메조 테라피라고도 부르고요. 저는 편의상 모낭 주사로 용어를 통일해서 부르도록 하겠습니다.

피나스테리드와 두타스테리드는 탈모를 유발하는 DHT의 생성을 막습니다. 하지만 모낭 주사가 DHT의 생성을 막지는 못합니다. 대신 모발의 성장기 촉진을 유도하죠. 약물 치료가 빼앗기는 걸 막는 수비라면, 모낭 주사는 더 얻고자 하는 공격이라고 할 수 있습니다. 수비가 좋은가요? 공격이 좋은가요? 굳이 한 가지만 고를 필요는 없습니다. 두 가지 치료법 모두 장점이 있으므로 시너지를 노리는 게 좋아요. 모낭 주사만 가지고도 충분한 효과를 보는 사람도 있는데, 특별한 이유가 없다면 약물 치료와 병행할 때 효과가 더 큽니다.

모낭 주사의 성분은 의사의 선호도나 환자의 상태에 따라 다르게 적용됩니다. 저는 복합 주사라고 불리는 치료를 하고 있습니다. 보톡스, PN(Polynucleotide), PDRN(Poly Deoxy Ribo Nucleotide), PDLLA(Poly-D, L-Lactic Acid), 줄기세포 등 다양한 성분이 들어갑니다. 복합 주사 치료 성분들은 모유두 세포를 자극하고, HGF, VEGF, PDGF 등 모발 성장을 시키는 인자들을 활성화합니다(간세포 성장 인자Hepatocyte Growth Factor, HGF는 모낭 세포의 퇴화를 막고 각질 형성 세포의 자기 사멸을 차단해서 모발의 성장기를 길게 합니다. 혈관 내피세포 성장 인자Vascular Endothelial Growth Factor, VEGF는 혈관 신생을 통해 모낭의 크기를 크게 만듭니다. 혈소판 유래 성장 인자Platetlet-Derived Growth Factor, PDGF는 모발 생성 인자의 생성을 촉진하여 모발 성장기를 유지합니다.)

주사 후에는 엑소좀, 성장 인자, 키토산chitosan 성분을 마이크로니들microneedle 혹은 냉각 분사 장치precise cryotherapy를 통해 두피를 투과시켜서 흡수하고 있어요.

모낭 주사는 부작용도 거의 없습니다. 간혹 두피 섬유화를 우려하는 사람들도 있는데, 섬유화란 어떤 이유로 장기의 일부가 굳는 현상을 말합니다. 화상이나 깊은 상처가 생겼을 때는 두피 조직이 단단해져서 피부 유형이 변하죠. 섬유화되는 두피의 두께 등에 따라서 모발이 다시 안 올라올 수도 있습니다. 모낭이 없어질 수도 있고요.

그런데 모낭 주사는 아주 가는 바늘을 이용합니다. 주입 깊이도 아주 얕죠. 그것만 가지고 두피 섬유화가 될 정도의 흉터를 만들기는 어렵습니다.

또 날카로운 바늘이 모낭을 손상하지 않을까 걱정하는 사람들도 있는데, 그럴 가능성이 0퍼센트라고 할 수는 없습니다. 하지만 시술자가 조금만 주의를 하면 이런 일이 발생하지 않습니다. 모낭 세포는 피부 표면에서 5~7밀리미터 아래에 있거든요. 그런데 모낭 주사를 할 때는 대체로 1~3밀리미터의 얕은 깊이에 주사를 해요. 깊게 주사하면 약물이 너무 빨리 퍼지거든요.

그리고 모낭 사이에는 바늘이 들어갈 충분한 공간이 있습니다. 머리를 들여다보면 모낭이 있는 곳보다 모낭이 없는 곳이 훨씬 더 많아요. 탈모로 병원에 찾아오는 사람들이라면 빈 곳이 더 많을 거고요. 가느다란 바늘을 사용하면 모낭을 건드릴 확률은 더 낮아지고요. 모발 이식을 할 때 사용하는 식모기는 모낭 주사용보다 훨씬 큰 바늘을 사용하는데도 주변 모낭의 훼손이 잘 일어나지 않습니다.

부작용이 없다고 해서 단점이 아예 없는 건 아니에요. 피나스테리드, 두타스테리드, 미녹시딜과 마찬가지로 모낭 주사는 헤어라인 부분의 탈모 치료에는 효과가 크지 않습니다. 잔머리가 나는 등 효과가 전혀 없는 건 아니지만, M 자보다는 정수리 부분의 체감이 더 좋아요. 전두부 부분일수록 DHT 활성이 높아서 그런 것 같습니다.

병원을 찾아가기가 귀찮을 수도 있어요. 탈모 증상이 심할 때는 일주일에 한 번, 안정된 후에는 2~3주에 한 번 정도 치료받아야 합니다. 유지 요법으로는 한 달에 한 번 정도 치료를 하고요. 짧게는 3개월, 길게는 6개월 정도 치료를 받으셔야 효과를 느낄 수 있습니다. 그리고 아프기도 합니다. 저도 주사를 여러 번 맞아 봤는데 울음이 터져 나올 정도는 아니지만, 팔뚝이나 엉덩이에 맞는 것보다는 훨씬 더 아픕니다. 근데 그 주사를 한 방 놓는 게 아니라 수십 방을 놓습니다.

모낭 주사가 정말 탈모 치료에 효과가 있는지 의심하는 사람들이 있는데, 제 경험상 치료 효과를 보지 못하는 경우는 드뭅니다. 여성형 탈모는 치료 약의 종류가 더 제한적이잖아요? 피나스테리드나 두타스테리드를 쓸 수 없으니까요. 그런 분들에게 더 필요할 것 같습니다.

저준위 레이저

요새 방송에서 모자나 헬멧같이 생긴 탈모 레이저 기기를 많이 보셨을 겁니다. 저준위 레이저 치료 장비입니다. 탈모 치료는 워낙 가짜들이 판치는데, 대기업에서도 제품이 나와서 긴가민 가하는 사람들이 많을 겁니다. 그런데, 저준위 레이저는 효과 가 있습니다.

저준위 레이저는 저출력 레이저라고도 불립니다. 레이저 를 이용한 치료법은 크게 고출력과 저출력으로 나뉩니다. 피부 과에서 사마귀를 제거할 때는 고출력 레이저를 쓰죠. 열을 발 생시켜서 세포나 조직을 태우거든요. 저출력 레이저는 세포를 손상하지 않고 생체 기능을 활성화하는 용도입니다.

피나스테리드와 미녹시딜이 예상하지 못한 부작용에서 탄생한 것처럼 저준위 레이저 치료 역시 부작용에서 탄생했습 니다. 1967년에 암을 치료하는 목적으로 레이저를 연구하던 중 털이 나는 효과가 발견됐거든요. 그 이후로 지금까지 저준 위 레이저에 대한 논문이 수백 편이나 발표됐습니다.

저준위 레이저가 탈모를 치료하는 방식은 이렇습니다. 저 준위 레이저를 통해 피부에 조사된 적외선은 일산화 질소 합성 을 촉진합니다. 일산화 질소는 모낭 세포의 형성 과정 중 하나 인 재상피화와 깊은 관련이 있습니다. 또한 모유두 세포의 포 타슘 채널을 활성화해서 사이토카인 분비를 촉진하며 평활근 을 이완시켜 혈류량을 증가시킵니다. 그뿐만 아니라 림프구의 분화를 조절해서 감염에 저항하게 하거나 염증 반응을 조절하는 데도 개입하죠. 또한 일산화 질소는 특수한 대사 경로를 통해 줄기세포의 기능을 활성화하는 걸로 알려져 있는데, 모낭 줄기세포에 긍정적인 영향을 끼칠 개연성이 높습니다.

활성 산소종은 세포 대사 결과 생성되는 불안정하고 반응성이 강한 물질들입니다. 면역 반응이나 세포 작용을 활성화하기도 하지만 과도하게 발생하면 산화 스트레스로 세포나 DNA가 손상되는 등의 피해가 생길 수 있습니다. 그런데 저준위 레이저는 활성 산소종의 발생량을 늘리지만 세포에 오히려 좋은 영향을 끼칠 가능성이 높다고 알려져 있습니다. 인간의 표피 세포에 저준위 레이저 치료를 시행하면 DNA 손상이 일어나지는 않지만, 상처 회복을 촉진한다는 사실도 있고요. 병적인 과정을 통해 발생한 활성 산소종과 저준위 레이저 치료를 통해 발생한 활성 산소종이 다른 수준의 영향을 끼친다고 예상할 수 있는 연구죠. 그리고 모낭 세포의 형성에는 적절한 산화 스트레스가 필수적이라고 알려져 있습니다. 저준위 레이저 치료를 통해 생성된 활성 산소종이 모낭 세포를 이루는 표피, 진피 세포와의 신호 전달을 촉진하는 환경을 만들 수 있습니다.

또 저준위 레이저 치료는 모기질 세포의 Wnt10b, 베타 카테닌 단백질 경로를 활성화합니다. 이를 통해 모낭 세포를 성장기로 진입시켜 모발 성장을 촉진합니다. 같은 경로를 통해 외모근초 세포와 모유두 세포를 증식시키고 성장 주기에 맞는 위치로 이동시킵니다.

저준위 레이저 치료는 모낭 주변의 지방 세포, 염증 세포, 신경 세포에도 영향을 줍니다. 모낭을 둘러싼 피부밑 지방층의 염증 반응을 감소시키고 혈관 신생을 촉진해서 혈액 순환을 개선합니다.

너무 어려운 얘기죠? 간단히 정리하자면 이렇습니다.

첫째, 머리카락을 생산하는 가장 중요한 세포인 모유두 세포를 자극한다.

둘째, 모낭에 존재하는 줄기세포를 자극한다.

셋째, 혈관 확장으로 인한 혈행을 개선한다.

하지만 탈모의 가장 큰 원인이라고 할 수 있는 DHT를 억제하지는 못합니다. 피나스테리드나 두타스테리드와 같은 수준의 효과를 기대하기는 어렵죠. 그런데 저준위 레이저가 다른 치료 효과를 증폭시킨다는 발표가 있었습니다. 미국의 저명한 의사인 로버트 헤이버는 피나스테리드, 두타스테리드, 미녹시딜뿐 아니라 PRP나 엑소좀 치료, 모낭 주사 등의 치료의 효과를 길게 유지해 주는 효과에 대한 데이터를 제시했습니다.

최근 학회에서도 저준위 레이저 치료가 생각보다 좋은 결과를 기대할 수 있다는 내용이 발표되었습니다. 분당 서울 대학교 병원의 피부과 허창훈 교수가 대한모발학회, 대한의학레이저학회에서 발표한 내용에 따르면 16주(약 4개월)간 주 3회, 27분씩 사용한 결과, 모발이 1제곱센티미터당 21.64퍼센트 증가하고, 모발 굵기는 19.46퍼센트 굵어졌습니다.

레이저는 탈모약에서 발생할 수 있는 부작용을 우려할 필요가 없습니다. 주사와 같은 통증도 없고요. DHT가 원인이 아닌 여성 탈모 등에서 더 좋은 효과를 기대해 볼 만하고, 남성형 탈모에서도 보조적인 역할을 기대할 수 있겠습니다.

SMP(두피 문신)

두피에 문신하는 기법은 오래전부터 있었습니다. 눈썹 문신은 아주 흔하잖아요? 저도 했습니다. 눈썹이 없는 사람이 눈썹 문신을 하는 것처럼, 머리카락이 없는 사람은 두피에 문신했던 거죠. 명도를 조절해서 탈모를 눈에 덜 띄게 합니다. 흑채와 비슷한 효과라고 할 수 있겠네요.

요즘은 두피 문신하면 자연스레 SMP를 떠올립니다. SMP는 Scalp Micro-pigmentation의 머리글자로, 영어를 그대로 번역해 보면 두피에 미세하게 색소를 침착하는 시술이라고 할 수 있겠네요.

SMP는 일반 문신과 어떤 차이가 있을까요? 일단 잉크부터가 다릅니다. 시간의 경과에 따른 색상 변화도 최소화했고, 두피 자극을 줄이기도 했습니다.

잉크뿐만 아니라 시술 기법에서도 차이가 있습니다. SMP는 기본적으로 점을 찍는 기법을 주로 씁니다. 반면, 일반 문신은 점, 선, 면을 모두 표현하기 위해 좀 더 다양한 기법을 섞어서 씁니다. SMP가 더 쉬운 거 아니냐고 할 수 있는데, 꼭 그렇지도 않아요. 아무래도 두피는 더 특수한 부위죠. 많게는 1만 개 이상의 점을 찍어야 하고요. 일반 문신 방식으로는 작은 점을 찍기도 어렵고, 점 하나하나에 걸리는 시간도 더 길어요.

SMP가 실제 머리숱을 늘릴 수는 없습니다. 볼륨감을 주지도 못하고요. 사실 머리카락이 없는 것만으로 불편하지는 않죠. 사람들의 시선 때문에 불편한 거니까요. 그러면 SMP로 만들어진 머리카락 흔적과 같은 〈점〉 형태가 진짜로 삭발한 머리카락의 면도 자국과는 얼마나 차이가 있을까요?

탈모가 없는 경우 완전히 삭발했을 때 보이는 모발의 면도 흔적을 관찰했을 때, 모발 단면의 크기는 약 70~120마이크로미터입니다. 반면 SMP로 만들어지는 점의 크기는 90~170마이크로미터입니다. 수치상으로 보면 실제 면도 자국과 SMP 시술의 결과물 차이가 있지만, 눈으로 쉽게 관찰될 수 있는 범위가 아닙니다. 마이크로미터는 100만 분의 1미터입니다. 밀리미터로 따지면 0.001밀리미터입니다. 그런 단위에서의 차이는 큰 의미가 없죠.

그렇다면 SMP는 어떤 사람이 하는 게 좋을까요?

첫 번째로, 가장 쉽게 떠올리는 건 아무래도 스킨헤드 타입일 겁니다. 국내에서보다는 해외에서 더 흔한 사례예요. 아무래도 문화적인 차이가 있다 보니 국내에서는 삭발하는 사람이 많지 않죠. 두상에서도 차이가 있어요. 장두형의 서양인이 단두형의 동양인보다 더 잘 어울리기도 하죠.

멋을 위해 삭발하는 사람이 있지만, 탈모를 감추기 위한 방법으로 머리를 미는 사람들도 많습니다. 머리를 밀어도 탈모 티가 완전히 안 나지는 않습니다. 머리카락이 나는 곳과 나지

스킨헤드 타입일 때

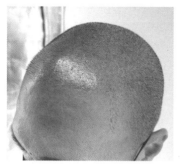 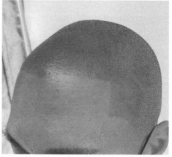

않는 곳의 차이가 있죠. 두피 문신으로 이 부분의 차이를 없애주면 탈모이기 때문에 삭발을 한 것처럼 보이지 않습니다. 예를 들어, 연예인 구준엽은 원래도 삭발했는데, 이제는 두피 문신까지 했지요.

머리를 기르는 스타일에서는 헤어라인을 두피 문신으로 교정해서는 안 됩니다. 그 부분만 면도를 한 것 같아서 어색하니까요. 하지만 스킨헤드 타입에서는 전체적으로 면도가 된 것처럼 보이므로 문신과 머리카락이 잘 구분되지 않아서 훨씬 자연스럽게 보입니다.

두 번째로, 정수리 탈모는 SMP가 사용되는 가장 흔한 타입일 거예요. 삭발하는 사람보다 머리카락을 기르는 사람이 훨씬 많으니까요. 정수리는 원래도 약간은 하얗게 보여요. 머리

정수리 탈모일 때

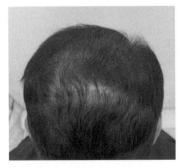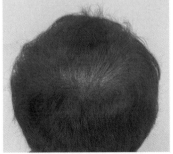

숱이 많은 사람이라고 해도 가마는 있을 테니까요. 하지만 태풍의 눈처럼 머리카락이 뻗어 나가는 중심이기 때문에 탈모가 생기면 가장 가리기 어려운 부위가 되죠. 정수리는 다른 곳보다 알아차리기도 어렵습니다. 거울을 봤을 때 보이지도 않고, 다른 사람과 일상 대화를 할 때도 바로 보이는 영역도 아니니까요.

M 자 탈모처럼 머리카락이 아예 없는 부위에 시술하는 건 다소 부자연스러워 보일 수 있습니다. 두피 문신은 머리카락이 생기는 게 아니라 자그마한 점이 생기는 거니까요. 정수리 탈모는 주변 모발들이 존재하고 어느 정도 가려지기 때문에 두피 문신으로 인한 착시 효과를 기대하기 좋습니다.

세 번째로, 여성 탈모에서도 SMP는 매우 좋습니다. 피나스테리드나 두타스테리드를 사용하기 어렵잖아요? 또 남성 탈

여성형 탈모일 때

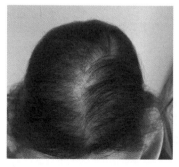
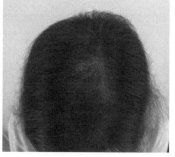

모는 탈모가 진행돼도 옆머리나 뒷머리 같은 안전한 지역이 있는데, 여성 탈모는 옆머리와 뒷머리까지 전체적으로 영향을 받습니다. 다 빠지지는 않더라도 머리카락이 가늘고, 밀도도 낮아서 모발 이식의 재료로 쓰기에 부적절하죠.

SMP는 머리카락이 아예 없을 때보다 밀도가 떨어질 때 효과가 더 좋습니다. 또 여성분들이 대체로 머리카락이 더 길다보니 가려져서 티가 덜 나기도 합니다.

네 번째로, 두피 흉터를 가리는 데도 SMP가 쓰입니다. 흔히 〈땜통〉이라고 부르죠? 넘어지거나 부딪혀서 찢어진다거나 화상으로 인해 흉터가 생기면 그 부위에 머리카락이 나지 않죠. 모발 이식 후에도 흉터가 생깁니다. 공여부(재건에 사용할 조직을 제공하는 부위로, 모발 이식 수술 시에 머리카락을 제공

두피 흉터를 가릴 때

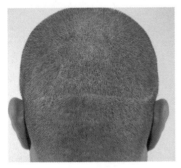
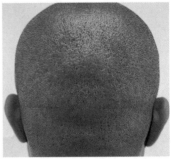

하는 부위도 공여부라고 함) 흉터 치료를 위해 SMP를 하기도 합니다.

보통은 흉터에 크게 신경을 쓰지 않아요. 머리카락이 4~5센티미터 이상 되면 크게 티가 나지 않게 자연스럽게 가려지거든요. 흉터가 살짝 솟아올라 있거나 피부 색깔과 모발 색깔의 음영 차이가 큰 환자의 경우에는 가까이서 보면 티가 날 수 있습니다. 신경이 쓰이는 사람은 흉터 부위에 SMP를 고려합니다.

SMP를 하면 머리카락이 없어서 휑하게 보이는 부분의 채도가 낮아지는데, 머리카락이 있는 부분과의 경계가 무뎌지죠. 머리카락이 아주 짧더라도 티가 잘 나지 않습니다.

다음은 SMP에 관해 자주 묻는 질문들을 정리했습니다.

SMP가 부적절한 사람도 있나요?

SMP가 모두에게 최상의 결과를 안겨 주지는 않습니다. 지루두피염이 심한 상태라면 염증이 더 악화할 수도 있습니다. 염증 부위는 색소가 제대로 착색되기도 어렵고요. 염증이 심한 상태에서는 피하는 것이 좋습니다. 완치가 아니더라도 어느 정도 완화돼서 안정기에 접어들면 시술이 가능합니다.

탈모가 빠른 속도로 진행되고 있다면 주의해야 합니다. 예를 들어 스킨헤드 타입으로 SMP 시술을 했는데, 탈모 면적이 더 넓어졌다고 해보세요. 문신과 머리카락 사이에 섬처럼 비어 있는 부분이 생길 수도 있습니다. 물론 이때에는 추가적인 시술을 할 수도 있기는 합니다.

켈로이드 피부인데 가능하냐는 질문도 있습니다. 켈로이드는 외상이나 수술 후 상처 회복에서 피부 조직이 성장하는 질환입니다. 일반적으로는 SMP를 하는 데 큰 문제가 없습니다. 혹시나 걱정된다면 자그마하게 테스트 시술을 해볼 수도 있겠습니다.

아픈가요?

바늘로 하는 경우와 바늘 없이 하는 경우의 차이가 있습니다. 바늘을 사용했을 때가 더 아프죠. 정수리보다는 헤어라인 쪽이 더 아프고요. 뭐가 됐든 통증이 아주 심하다고는 할 수 없겠습니다. 주사 마취까지 필요한 경우는 1퍼센트 미만으로 매우 드물고, 보통 연고 마취를 합니다. 마취 없이 시술을 하기도 하고요.

머리를 짧게 깎아야 하나요?

머리카락이 짧으면 시술하는 쪽에서 편한 부분이 있습니다. 하지만 시술하는 사람보다 시술받는 사람이 더 중요하지 않겠어요? 원하는 헤어스타일이 있는데 굳이 짧게 자를 필요는 없죠.

시술할 때는 확대경을 사용하기 때문에 크게 걱정하지 않아도 됩니다.

그래도 짧게 하는 것을 권하는 경우가 두 가지 있습니다. 스킨헤드처럼 민머리를 할 사람들은 당연히 밀고 오는 게 좋고, 비절개 모발 이식 흉터를 가리기 위해 하는 경우도 밀고 오는 게 좋죠. 비절개 모발 이식의 흉터는 한 곳에 있는 게 아니라 여러 곳에 퍼져 있습니다. 머리를 기르면 흉터가 어디에 있는지 찾기가 어렵죠.

모낭이 상하지는 않나요?

올바르게 시술된다면 문제가 없습니다. 표피나 진피 상부에 색소를 침투시키니 모낭이 있는 깊이까지 닿지도 않습니다. 고배율로 확대해서 확인하며 시술하므로 모발이 남아 있는 곳을 잘 피하기도 하고요. 모낭이 사라진 곳에만 합니다. 땀이 안 나는 게 아니냐는 질문도 있는데 그것 역시 걱정 안 해도 됩니다.

색소가 고정되고 나서는 모낭 주사를 맞아도 상관없습니다. 팔뚝이나 엉덩이에 일반 문신을 받았다고 주사 못 맞나요? 주사 맞는다고 색이 변하거나 흐려지지 않잖아요? 그것과 마찬가지입니다.

문신의 색이 변하지 않나요?

과거 특정 종류의 검은색 잉크는 여러 가지 색깔을 조합해서 만들었습니다. 특히 어두운 녹색이나 어두운 파란색이 많이 쓰였어요. 처음에는 검게 보이다가도 피부 속으로 들어가 분해 작용을 거치게 되면 검은색을 잃고 본래의 녹색이나 파란색이 나왔죠.

잉크가 발전된 요즘도 푸르스름해 보이는 경우가 있습니다. 피부 속은 빛의 흡수와 반사가 피부 바깥과 다르게 나타나요. 피부에 비치는 정맥을 생각해 보세요. 파란색으로 보이죠. 하지만 우리의 피는 빨간색이잖아요? 우리가 보는 〈색〉이란 건 빛의 파장이 우리 눈에 반사되는 결과거든요. 파란빛이 물체에 반사되면 파란색으로, 빨간빛이 물체에 반사되면 빨간색으로 보이게 됩니다.

파란빛은 빨간빛만큼 인간의 조직을 깊게 투과하지 않아요. 정맥은 빨간빛을 흡수하고 투과시키고요. 파란빛은 반사하죠. 그래서 우리 눈에는 파란색이 더 많이 보입니다.

타투 역시 마찬가지예요. 시술 직후에는 표피까지 잉크가 있으므로 검은색으로 보입니다. 하지만 시간이 지나면서 표피의 상피 세포 부분에 주입된 잉크는 탈락해요. 하부에 있는 색소가 피부를 통과해서 보이므로 파란빛이 더 많이 반사돼서 푸른빛이 도는 느낌을 줄 수 있습니다. 삭발을 해도 이와 비슷한 현상이 나타나지요.

실제 머리카락도 이러니 약간의 푸른빛이 도는 건 크게 신경을 안 써도 되기는 합니다. 그래도 이런 현상을 줄일 수는 있어요. 잉크가 깊게 주입될수록 파란색이 더 많이 반사되거든요. 최대한 얕지만, 또 지워지지는 않는 깊이에 시술되면 좋습니다. 무바늘 SMP는 디지털로 색소 주입 깊이를 조절할 수 있으니 그렇게 시술하는 데 도움이 됩니다.

머리카락 색이 변하면 어떡하나요?

잉크 색이 아니라 머리카락 색이 변하는 예도 있습니다. 염색을 하는 경우도 있고, 자연스레 흑발이 백발이 되는 경우도 있죠. 그럴 때 어색해 보이지 않을까 걱정하는데, 큰 상관은 없습니다. 백발인 사람도, 갈색인 사람도 두피가 어두워지면 더 풍성한 느낌을 줘요. 애초에 금발이나 백발을 대상으로 시술할 때도 검은색으로 하고요. 약간의 톤 조절을 할 수는 있겠지만요.

시술 직후에는 어떻게 보이나요?

햇볕에 그을린 정도로 두피가 약간 빨갛게 보입니다. 24~48시간 정도 지나면서 사라지고요. 머리를 감기 전까지는 조금 진하게 보일 수 있어요. 3~4일 정도 지나면서 조금씩 흐려집니다.

영구적으로 잘 유지하는 법이 있을까요?

시술 직후에는 물리적 자극을 심하게 하는 것을 주의해야 합니다. 병원에서 나가자마자 유도, 주짓수, 레슬링 등을 해서는 안 된다는 얘기예요. 자외선에 오래 노출되는 것도 주의하며, 일주일 정도만 조심하면 됩니다.

　리터치는 한두 번 정도 해요. 2~4주가 지나면 각질이 탈락하고 색소 침착이 어느 정도 완성되거든요. 밀도가 낮다 싶으면 밀도를 높이고, 흐려진 게 있으면 더 진하게 만들고요. 우리 병원 같은 경우는 SMP 시술 후 6개월 동안은 별도로 리터치 비용을 받고 있지 않습니다.

지울 수 있나요?

반영구로 하면 지워지지 않느냐고 하는데, 반영구가 어떤 뜻인지 정확하게 아셔야 합니다. 반대되는, 그러니까 반(反)으로 알고 계신 분도 많더라고요. 반공, 반정부 단체처럼 쓰이는 줄 아는 거죠. 그러니까 반영구가 영구적이지 않다는 뜻으로 생각하시는 거죠. 하지만 아닙니다. 반영구에 쓰이는 반은 〈半〉입니다. 영어로는 semipermanent입니다. 거의 영구적이라는 뜻이에요.

반영구라고 해도 완전히 사라지지 않아요. 입자 크기 및 성분 등 색소별 차이가 있을 수 있고, 시술 과정에서 도달한 깊이나 양에 따라 색의 진한 정도와 형태 유지 기간에 차이가 있을 수는 있습니다. 그래도 레이저 시술 등의 조치가 있어야 사라지죠. 레이저 시술은 색소를 투여하는 시술에 비해 훨씬 더 아픕니다. 한두 번 만에 지워지지 않을 수도 있고요.

번지거나 파랗게 변색됐다면 굳이 다 없앨 필요가 없습니다. 레이저 시술로 어느 정도 완화하고 리터치하는 게 훨씬 좋으니까요. 만약 스스로 생각하기에 금방 다 지워 버릴 것 같다면 굳이 문신을 안 하는 게 나을 겁니다.

타투 숍에 가면 안 될까?

보건복지부 추산 문신 인구는 1천3백만 명입니다. 전 국민 네 명 중 한 명은 문신을 했다는 말이죠. 주변을 둘러보면 그렇게까지는 안 되는 것 같다고요? 눈썹 문신 같은 반영구 화장까지 포함된 숫자라서 그렇습니다. 우리가 흔히 생각하는 타투 인구는 300만 명이고요. 이 사람들이 모두 병원에서 시술받은 걸까요?

〈의료인이 아니면 누구든지 의료 행위를 할 수 없으며 의료인도 면허된 것 이외의 의료 행위를 할 수 없다〉라는 게 의료법 제27조 제1항입니다. 의료인이 아니라면 원래는 문신을 할 수 없어요. 불법이니까요.

문신이 의료 행위가 맞느냐고 물어볼 수도 있습니다. 헌법재판소의 설명은 이렇습니다.

〈의료 행위는 의학적 전문 지식을 기초로 하는 경험과 기능으로 진찰 검안 처방 투약 또는 외과적 시술을 시행해야 하는 질병의 예방 또는 치료 행위 이외에도 의료인이 행하지 않으면 보건 위생상 위해가 생길 우려가 있는 행위〉라고 했습니다. 〈문신 시술은 바늘을 이용해 피부의 완전성을 침해하는 방식으로 색소를 주입하는 것으로 감염과 염료 주입으로 인한 부작용 등 위험을 수반〉해서 〈잠재적 위험성은 피시술자뿐 아니라 공중위생에 영향을 미칠 우려가 있어〉 문신을 의료 행위로 보는 것이 〈명확성 원칙에 위반되지 않는다〉라고 했습니다.

그런데 이건 논란이 있습니다. 2022년, 헌법재판소에서도 5 대 4로 의견이 갈렸으니까요. 반대편의 의견은 이렇습니다.

〈문신 시술은 치료 목적 행위가 아닌 점에서 무면허 의료 행위와 구분〉되며 〈최근 문신 시술에 대한 사회적 인식의 변화로 수요가 증가해 새로운 관점에서 판단〉해야 한다고 했죠. 〈문신 시술자에 의료인 자격까지 요구하지 않고도 시술자의 자격, 위생적인 시술 환경, 도구의 위생 관리 등 규제를 통해 안전한 문신 시술〉을 할 수 있다고 했죠. 또한 〈비의료인의 문신 시술 업을 금지하는 것은 직업 선택의 자유를 침해〉하는 거고요.

이제 문신은 탈모인들이 선택할 수 있는 옵션 중 하나가 되었습니다. 그런데 두피 문신을 너무 안일하게 생각하는 사람들도 많습니다. 일반적인 문신은 진피층 하부까지 잉크가 들어갑니다. 색소가 주위로 퍼져 크기나 색상이 변하기 쉽죠. 잉크의 성분 일부가 림프샘 등 주위 조직으로 이동할 가능성도 있습니다. 반면 SMP는 진피층 상부까지만 잉크가 들어갑니다. 모낭은 4~5밀리미터 깊이에 있는데, 잉크가 1~2밀리미터까지만 들어가니 모낭에 손상을 주지도 않게 되죠.

병원뿐만 아니라 타투 숍에서도 SMP 시술을 합니다. 법적인 부분은 복잡하고 민감한 부분이니 제외하고, 고려해야 할 점을 설명하겠습니다.

위생

두피 문신은 피부에 상처를 내 색소를 투여하는 시술입니다. 위생적인 환경에서의 감염 관리가 굉장히 중요하죠. 시술용 바늘을 새것으로 사용하는지, 또 기구들을 살균 처리하여 관리를 하는지, 시술 과정 중에서도 철저하게 균 감염을 대비하는지도 꼼꼼하게 파악하고 고려해야 합니다. 눈에 보이지 않는 박테리아 등 세균 감염에 대한 위험이 있고, 시술 바늘을 돌려서 사용하면 에이즈나 간염에 대한 위험도 배제할 수가 없으니까요. 의료인이라고 무조건 예방할 수 있는 건 아니고, 또 의료인이 아니라고 무조건 예방하지 못하는 건 아닐 겁니다. 그래도 확률에서는 차이가 있을 것 같습니다.

문제가 발생했을 때 의료 시설이라면 진단과 치료가 가능하겠죠. 하지만 감염과 염증에 대한 치료를 타투 숍에서 할 수는 없습니다. 마지막으로 잉크도 인체에 해로운 성분이 있을 수 있습니다. 인체에 해가 없는 잉크를 사용하는지도 확인해 봐야 할 것입니다.

마취

두피 문신은 대부분 마취 없이 시술할 수 있습니다. 하지만 환자들의 상태에 따라 마취가 필요할 때가 있어요. 마취 연고나 마취 주사는 모두 의료 기관에서만 사용할 수 있습니다. 통증에 민감한 사람은 병원에서 시술받는 게 안전합니다. 받는 분이 편안해야 시술하는 쪽에서도 여유 있게 할 수 있습니다.

기술

법적인 부분, 위생, 마취. 이것들만 고려했을 때는 확실히 병원이 낫다고 봅니다. 아마 모두가 그렇게 생각하지 않을까요? 타투이스트들에게 물어도 크게 다르지 않을 것 같고요. 그런데도 타투 숍에 가는 건 그쪽의 기술이 더 나을 것 같아서겠죠. 기술적인 부분은 의사마다 또 타투이스트마다 차이가 있을 겁니다. 이 차이가 어디서 나오는지를 생각해 보는 게 좋겠습니다.

우선은 경험이 있겠죠. 사람마다 피부가 다르듯이 사람마다 두피도 다릅니다. 건성, 지성, 염증성 등 다양합니다. 머리에 흉터가 있을 수도 있고요. 얼마나 많은 사례를 시술했는지가 결과에 큰 영향을 미칩니다.

또한 두피 문신은 선이나 면이 아니에요. 자그마한 점을 계속 찍는 거죠. 복잡하고 어려운 그림을 잘 그리는 것과는 또 다른 일입니다. 다른 문신을 많이 해본 것과 별개로 두피 문신의 시술 사례가 많은 것이 중요합니다.

두 번째 요소는 연구입니다. 두피 문신에 관한 관심이 높아지는 만큼 끊임없이 새로운 기법과 장비가 도입되고 있습니다. 계속해서 공부하지 않으면 시술 횟수가 많다고 해도 도태될 수 있습니다. 새로운 장비와 기술, 색소 등이 계속 나오는 것을 보면 이 분야의 발전 속도가 굉장히 빠른 것을 알 수 있어요. 바늘 없이 시술하는 장비도 개발되었고, 자동으로 시술 깊이와 간격을 조절해 주기도 합니다.

한번 하면 쉽게 돌이키기 어려운 게 문신이니 여러 가지를 잘 고려해 보기를 바랍니다.

알아 두면 쓸모 있는
모발 이야기 4

하인즈는 왜 잉크를 만들었을까?

하인즈는 매년 140여 개 나라에서 6억 5천만 개 이상의 케첩을 판매하고 있습니다. 시장 점유율도 미국에서 60퍼센트, 유럽에서 80퍼센트를 차지할 정도로 절대적이죠. AI에 케첩을 그려 보라고 해도 하인즈의 케첩이 나온다고 합니다. 물론 한국에서는 오뚜기 〈케찹〉에 밀려 그다지 힘을 못 쓰고 있기는 하지만요.

이 하인즈에서 잉크를 만들었습니다. 문신용 빨간 잉크를요. 식품 회사에서 잉크는 왜 만든 걸까요? 하인즈는 탄탄한 마니아층을 보유하고 있습니다. 이들은 케첩을 먹기만 하는 게 아니라 몸에 새기기도 하죠. 〈Shape of you〉라는 노래로 유명한 에드 시런의 팔뚝에도 하인즈 케첩이 새겨져 있습니다.

케첩을 그리려면 필수적으로 빨간 잉크가 필요한데, 문제는 이 빨간 잉크가 알레르기 반응과 각종 부작용으로 악명이 높다는 겁니다. 그렇기에 하인즈가 나서서 인체에 해가 없는 새로운 빨간 잉크를 개발한 거죠. 많은 사람이 하인즈 케첩 문신을 새기는데, 하인즈 케첩에는 원래 엄선된 재료만 들어간다고요. 걸어 다니는 광고판 역할을 무료로 해주는 모델들을 위한 복지라고도 할 수 있겠습니다.

이제 문신은 탈모인들이 선택할 수 있는 옵션 중 하나가 되었습니다. 그런데 두피 문신을 너무 안일하게 생각하는 사람도 많습니다. 일반적인 문신은 진피층 하부까지 잉크가 들어갑니다. 색소가 주위로 퍼져 크기나 색상이 변하기 쉽죠. 잉크의 성분 일부가 림프샘 등 주위 조직으로 이동할 가능성도 있습니다. 반면 SMP는 진피층 상부까지만 잉크가 들어갑니다. 모낭은 4~5밀리미터 깊이에 있는데, 잉크가 1~2밀리미터까지만 들어가니 모낭에 손상을 주지도 않게 되죠.

케첩과 달리 탈모는 그다지 새콤달콤하지 않습니다. 케첩 문신을 새길 때보다 더 신중한 선택이 필요하죠.

5장
모발 이식을 해볼까?

모발 이식이란?

지금까지 우리는 탈모약, 모낭 주사, 저준위 레이저, SMP를 통한 치료에 대해서 알아봤습니다. 하지만 이 치료에는 한계가 있습니다. 발모 능력 자체가 완전히 상실된 상황에서는 효과가 없다거나, 치료를 중단하면 그 효과가 사라진다거나, 실제 머리카락과 같은 입체감이 없다거나 하죠. 그렇기에 이와 무관한 모발 이식이 대안으로 제시되고는 합니다.

모발 이식이 최근에 나온 줄 알고 계시는 분들이 많은데, 그 역사는 꽤 오래됐습니다. 1804년 바로미오라는 사람이 동물을 통한 이식 수술에 성공했습니다. 털이 붙어 있는 피부를 이식했는데, 그 털이 계속 살아 있는 걸 확인한 거죠. 동물이 아닌 사람에게 한 최초의 모발 이식은 1822년 독일의 외과 의사

디펜바흐에 의해서 성공했습니다. 그러니까 모발 이식의 역사는 200년도 더 된 거죠.

1950년 미국의 피부과 전문의 바스키는 음모와 겨드랑이 털을 두피에 이식했습니다. 이식된 털은 머리카락처럼 길게 자라지 않고, 구불구불했습니다. 미국의 또 다른 피부과 전문의 오렌트라이히는 이것을 연구해서 1959년 공여부 우성 개념을 정립했죠.

공여부는 조직을 제공하는 부분이고, 수여부는 조직을 제공받는 부분을 뜻합니다. 탈모가 있다고 해도 머리카락이 다 빠져 버리는 사람은 거의 없습니다. 이마와 정수리의 머리카락이 빠져도 옆머리와 뒷머리는 남게 되죠. 그 부분의 머리카락은 DHT의 영향을 잘 받지 않기 때문입니다. 그 모낭이 다른 곳에 이식된다고 해도 원래의 빠지지 않는 성질이 계속 유지된다는 겁니다.

환경이 사람을 만든다고 말하는 사람도 있고, 사람은 변하지 않는다고 말하는 사람도 있습니다. 성질이 더러운 사람에게 계속 잘 해줘 보세요. 그래도 변하지 않는다면 〈쟤는 좀 모(毛) 같다〉라고 말해도 되는 겁니다.

모발 이식이 새로운 머리카락을 만들어 내는 기술은 아닙니다. 풍성한 곳에서 빈곤한 곳으로 머리카락이 재분배되는 것이죠. 부의 재분배의 개념도 전체적인 부를 늘리는 게 아니잖아요? 모발 이식 역시 전체적인 모발의 숫자가 증가하지 않습니다.

그런데도 숙련된 모발 이식 전문의는 좀 더 많은 머리카락이 생겨난 것처럼 보이게 할 수 있습니다. 수술 기술뿐만 아니라 미적 감각도 있어야 하는 일이죠. 이식할 모발의 세부적인 특성에 따라, 또 이식 부위의 특성에 따라 새로 공급될 모발을 잘 분배하고 위치를 잡으며 방향을 맞추어야 합니다.

아예 숱이 많은 사람에게서 적은 사람에게로 이식하면 안 되느냐고 물어보는 사람도 있습니다. 가능은 한 얘기입니다. 간, 신장, 심장 이식도 가능한 세상이니까요. 하지만 인체는 이식된 타인의 신체 기관을 외부 물질로 인식합니다. 이식된 장기를 공격하는 건 자연스러운 면역 현상이죠. 이런 공격을 막기 위해 장기 이식 후에는 면역 억제제를 복용합니다. 면역 억제제는 이식된 장기에 대한 공격만 멈추게 억제하는 게 아니라, 실제로 외부에서 침입하는 미생물이나 바이러스에 대한 공격도 억제합니다. 그래서 감기 같은 가벼운 질환에도 생명이 위험해질 수 있습니다.

간, 신장, 심장 등은 생명과 밀접한 관계가 있습니다. 그러니 어쩔 수 없는 상황에서 이식을 받고, 평생 면역 억제제를 복용할 가치가 있습니다. 그런데 모발 이식에서 이런 위험까지 감수하기는 어렵겠죠. 차라리 가발을 쓰는 게 나을 겁니다.

왜 모낭 단위인가?

1939년, 일본의 오쿠다 쇼지라는 의사에 의해 10개 이상의 모발을 한꺼번에 이식하는 〈펀치 모발 이식〉 기법이 발표되었습니다. 종이에 구멍을 뚫어 표를 내는 펀치 공구를 떠올리면 됩니다. 1943년 역시나 일본의 의사인 다무라 하지메는 여성의 음모 부위를 재건하며 2~3개의 모발 단위로 이식하는 〈마이크로 그래프트〉 방식을 발표했습니다. 하지만 이들의 선구자적인 업적은 제2차 세계 대전으로 인해 그저 일본 내 의학 잡지에만 알려지죠.

애석하게도 모발 이식은 다무라의 마이크로 그래프트가 아닌 오쿠다의 펀치 기법으로 발전해 나가게 됩니다. 언뜻 펀치 기법이 더 나은 게 아닌가 싶을 수도 있습니다. 2~3개씩 옮기는 것보다는 10개 이상씩 뭉텅이로 옮기는 게 더 편할 테니까요. 의사에게도 펀치 기법이 더 편하기는 합니다. 하지만 이식되는 피부 절편의 크기가 크면 클수록 헤어스타일은 부자연스러워집니다. 꼭 플라스틱 인형의 머리 위에 심어진 머리카락 같죠.

이런 실수가 있었지만, 결국 알게 됩니다. 이식되는 피부가 작으면 작을수록 좋다는 것을요. 부자연스럽게 보이기 때문만은 아니었습니다. 가장 큰 문제는 이식되는 피부 절편이 클 때, 혈액이나 영양 공급이 원활하지 못하다는 것입니다. 이식된 피부 절편이 새로운 모세 혈관을 형성하기까지는 수일이 소요되는데 그전까지는 주변에서 새어 나오는 체액에 의존하게 되고, 많은 신진대사를 요구하는 모낭들은 그사이 죽게 되어 중간중간 괴사가 일어나게 되는 것입니다.

그렇기에 현재는 머리카락이 자라는 최소 단위인 모낭을 이식하고 있습니다. 하나의 모낭에서는 1~4개의 머리카락이 자라나는데, 이것을 그대로 이식해서 자연스러움을 살리죠. 이식 부위의 상처 역시 최소화하다 보니 회복 기간도 따로 필요 없습니다.

모발 이식하면 흔히 생각하는 절개법과 비절개법 모두 모낭 단위 이식입니다. 보통 FUT는 절개법이라고, FUE는 비절개법으로 번역하죠. 하지만 이건 직역이 아닙니다. FUT는 모낭 단위 이식Follicular Unit Transplantation의 머리글자이고, FUE는 모낭 단위 추출Follicular Unit Extraction의 머리글자입니다. 두 수술 모두 모낭 단위로 이식되지요. 채취 방식에서만 차이가 있는 겁니다.

모발 이식만으로 탈모 치료 끝?

탈모 치료는 귀찮으니까 그냥 모발 이식 한 번으로 끝내야겠다
는 사람도 있습니다. 앞서 말한 대로 이식된 모발은 빠지지 않
으니 언뜻 맞는 말처럼 들립니다. 하지만 모발 이식이 만능은
아닙니다. 아주 뚜렷한 단점들이 존재하죠.

탈모의 진행을 막을 수 없다

이상하게 들릴 수도 있습니다. 이식된 모발은 빠지지 않는다고
방금 얘기해 놓고, 탈모가 진행된다고 하니까요. 말한 대로 이
식된 모발은 빠지지 않습니다. DHT의 영향을 받지 않는 옆머
리와 뒷머리니까요. 그런데 이식되지 않은 원래의 모발은 빠질
수가 있습니다.

M 자 탈모가 생긴 부분에 모발 이식을 했는데 추가로 탈모

모발 이식 후 탈모

가 진행되면, 이식된 모발이 섬처럼 남아 있게 됩니다. 이런 모양은 일반적인 탈모의 형태보다도 더 어색하고 이상해 보이죠. 그냥 탈모였을 때보다도 더 극심한 스트레스에 시달립니다.

20대 탈모 환자들이 받는 정신적인 고통은 60대 탈모 환자들이 받는 정신적인 고통보다 훨씬 큽니다. 연애나 취업에도 어려움이 있고요. 다급하고 불안하다 보면 판단력이 흐려지죠. 하루라도 빨리 모발 이식을 받고 싶어집니다. 그런데 젊은 시기의 탈모는 속도가 더 빠르기도 합니다. 조급함보다는 현명함을 가지고 계획해야 합니다. 현재의 탈모가 어느 정도 수준인지, 앞으로 탈모가 어떻게 진행될 것인지 알아봐야 합니다. 가까운 친척들의 연령대별 탈모 추이를 자세히 알고 있다면 내 머리가 얼마나 빠질지 예측할 수 있겠죠. 반드시 똑같이 빠지는 것은 아니지만 중요한 참고 사항이니까요. 만약 2차 수술에 대한 부담이 없고, 당장 정신적인 고통이 너무 심하다면 그때는 수술해야죠.

재료가 한정된다

추가적인 탈모가 발생했을 경우 재수술할 수 있습니다. 모발 이식은 자기 머리 안에서 모발을 재배치하는 수술입니다. 몇 차례나 재수술할 수 있는지는 그 양을 어떻게 조절하는지에 따라 다를 겁니다. 조금씩 하면 1천 번도 할 수 있죠. 하지만 일반적인 양이라면 두세 차례입니다. 7천 모에서 8천 모 정도를 이식할 수 있습니다. 탈모가 많이 진행됐을 경우 모든 부분을 커버하기 어렵습니다. 탈모가 없는 보통 사람의 머리카락 개수가 10만 개 정도니까요. 다른 치료도 병행해야 합니다.

효과를 기대하려면 6개월에서 1년

몇 시간 걸리지 않는 수술이지만, 바로 효과가 나타나는 것은 아닙니다. 보통 모발 이식 후 1~4주 사이에 이식한 머리카락의 70~80퍼센트 이상 탈락합니다. 탈락한 자리에서 다시 머리카락이 나오게 되죠. 빠른 곳은 2~3개월 안에도 나오지만, 오래 걸리는 곳은 6~12개월 이상 걸리기도 합니다. 일반적으로 6개월 후면 70~80퍼센트 정도의 이식 모가 피부 바깥으로 자라서 눈으로 확인됩니다. 6~12개월 사이에 나머지 머리카락이 또 자라고요. 그러니 다음 달에 있는 딸의 결혼식을 위해 모발 이식을 고려해서는 안 되겠죠.

모발 이식하러 튀르키예 간다?

현재 튀르키예의 경제 상황은 그다지 좋지 못합니다. 2023년 초 8.5퍼센트였던 금리가 연말에는 40퍼센트까지 올라가기도 했죠. 어제오늘의 일이 아닙니다. 리라화의 가치는 10년 전과 비교했을 때 10분의 1도 되지 않으니까요.

그러다 보니 외국인들에게 튀르키예 물가는 저렴하게 느껴집니다. 원래도 튀르키예는 관광객들이 많이 찾는 곳인데 점점 늘어났죠. 2022년 세계 관광 기구에서 나온 보고서에 따르면 방문하는 관광객의 숫자가 세계 4위라고 합니다. 카파도키아나 파묵칼레 같은 아름다운 관광지도 많이 있지만, 요즘은 모발 이식을 하기 위한 목적으로도 많이 찾습니다.

튀르키예의 모발 이식 산업은 연 10억 달러 이상의 규모입니다. 이스탄불에만 해도 350여 개의 병원에서 모발 이식을 하고 있죠. 한국인을 위한 시스템이 꽤 잘 갖춰진 곳도 있습니다. 통역이 있으니 말이 안 통할까 봐 걱정 안 해도 되고, 공항에 오자마자 VIP 차량으로 모셔 가니 길 잃을까 봐 걱정하지 않아도 됩니다. 숙소도 알아서 좋은 곳으로 잡아 준답니다.

그런데도 한국보다 더 저렴합니다. 비행깃값을 포함해도 한국보다 저렴합니다. 튀르키예에서는 가격 경쟁력을 높이기 위해 의사 없이 모발 이식을 진행한다는 얘기도 많이 퍼져 있습니다. 원래도 저렴한 곳이지만 의사가 아닌 사람이 하면 더 저렴해질 테니까요. 하지만 튀르키예에서도 의사 없이 모발 이식을 하는 건 불법입니다. 그러나 규제가 느슨한 편이라고 하더라고요.

한국에서도 의사 아닌 사람이 수술을 해서 종종 뉴스에 나옵니다. 결과만 좋으면 의사가 하든 변호사가 하든 무슨 상관이냐는 사람도 있겠죠. 겸사겸사 관광도 하고, 모발 이식도 할 수 있으니 시간만 많으면 튀르키예에 가는 게 훨씬 더 이득이지 않으냐고 할 수도 있습니다. 그런데 결과가 좋을 거라는 걸 어떻게 확신하죠? 제가 말했던 단점들이 튀르키예에서는 훨씬 더 강하게 작용하거든요. 다시 한번 살펴볼까요?

탈모의 진행을 막을 수 없다

모발 이식만으로 탈모의 진행을 막을 수 없다는 걸 튀르키예 사람들도 모르지 않습니다. 무작정 모발 이식을 해서는 안 되고, 장기적으로 봐야죠. 그런데 튀르키예에서는 현실적으로 그럴 수 없습니다. 한국에서 튀르키예까지 비행기만 열두 시간 넘게 타고 갔는데, 일단 탈모약 먹고 나중에 다시 오라고 할 수 있을까요? 못 합니다. 앞으로 탈모가 더 진행될 거라는 걸 알면서도, 모발 이식을 해달라고 하면 그냥 해주는 겁니다. 장기적으로 보는 건, 정기적으로 보는 사람일 때 가능한 일입니다.

재료가 한정된다

튀르키예는 유럽과 아시아에 걸쳐 있습니다. 다양한 나라에서 모발 이식을 하러 오지만 서양인들이 더 많이 와요. 머리카락은 인종별로 차이가 있습니다. 동양인보다 서양인의 머리카락이 더 많죠. 대신 동양인의 머리카락이 서양인보다 더 굵고요. 그러다 보니 모발 이식을 할 때 서양인들이 더 대량으로 이식하는데, 한국인이 가도 튀르키예에서는 그 기준에 맞게 대량으로 이식을 해줍니다. 처음에 느끼는 만족도는 그쪽이 더 높을 수 있습니다. 극적인 변화가 있으니까요, 빽빽해진 느낌까지 나니까요.

모발 이식은 새로운 머리카락을 만드는 게 아닙니다. 한꺼번에 많이 옮기면 수여부는 좋을 수 있겠지만, 공여부의 밀도는 그만큼 떨어지는 거예요. 8천 모를 다 옮겨 버렸다고 하면 재수술이 필요할 때 못 할 수 있습니다.

동양인과 서양인은 모낭의 깊이도 다릅니다. 서양인이 더 얕고, 동양인이 더 깊어요. 의사로서는 서양인이 아무래도 채취하기에 더 편하죠. 동양인에게 얕게 채취하려고 하면 모낭이 훼손되는 예도 있습니다. 그러면 머리카락을 잃게 되죠.

효과를 기대하려면 6개월에서 1년
모발 이식을 하러 튀르키예에 갔다가 얼마나 머물고 오겠어요? 6개월에서 1년을 살다가 오는 경우는 거의 없을 겁니다. 한국에 돌아왔는데 경과가 안 좋으면요? 다시 찾아가기가 굉장히 어렵습니다. 모발 이식을 한 병원에서 사후 관리를 해줄 수 없습니다. 한국 관광 공사에서 2017년에 나온 보고서에 따르면 한국은 의료 관광하기 좋은 나라 세계 3위입니다. 튀르키예보다도 더 위에 있습니다. 물론 이건 〈한국〉 관광 공사에서 나온 자료이고, 모발 이식만을 다룬 게 아니기는 합니다. 그래도 한국의 의료 서비스가 굉장히 선진화됐다는 건 모두 아실 겁니다. 다른 나라에서 우리나라로 의료 목적으로 이렇게 찾아오는데, 굳이 우리나라에서 다른 나라로 나갈 필요가 있을까요? 심지어 리스크를 더 키워 가면서? 개인적으로는 아니라고 봅니다.

성형외과냐? 피부과냐?

모발 이식을 하려면 피부과에 가야 하는지 성형외과에 가야 하는지 질문을 받을 때가 종종 있습니다. 저는 성형외과 전문의다 보니 성형외과로 오라고 하면 민망하고, 그렇다고 피부과로 가라고 하면 망합니다. 그럴 때면 그냥 이렇게 말하고 싶어집니다.

「그냥 우리 병원으로 오시면 안 돼요?」

의사라면 다 자기네 병원으로 데려오고 싶어합니다. 이건 욕심 때문일 수도 있지만, 자부심 때문일 수도 있습니다. 자기가 고칠 수 있다고 생각하니까요. 「렛미인」이라는 텔레비전 프로그램을 기억하나요? 신체 이형 장애라고 할 수 없는, 그러니까 정말로 남들과 다른 외모로 인해 고통받는 분들에게 무료로 성형 수술을 해주는 프로그램입니다. 하지만 거기에는 성형외과 의사만 출연한 게 아니었습니다. 정신과 의사도 있었죠. 그분은 꾸준히 성형 수술보다 정신과 상담이 먼저라고 얘기했었습니다. 자신의 이득을 위해서가 아니라 환자를 생각해서 그랬다고 저는 믿습니다.

이해관계에 있다 보니 객관적일 수 없는 자리지만, 그래도 최대한 객관적으로 말하겠습니다. 일단 한국에는 모발 이식 전문의라는 게 존재하지 않습니다. 모발 이식은 일반 의사 면허만 있으면 누구나 할 수 있습니다. 가정의학과, 산부인과, 비뇨기과, 마취과 모두 할 수 있고, 아예 전문의가 아니어도 상관이 없죠. 간혹 의사 소개에 모발 이식 전문의나 모발 이식 자격의라고 쓰여 있는 건 ABHRS(미국 모발 복원 수술 위원회 American Board Of Hair Restoration Surgery) 라이선스를 뜻합니다.

ABHRS 라이선스는 1996년에 미국미용외과학회, 미국안면성형외과학회, 국제모발외과학회, 미국피부외과학회가 모여서 만든 제도입니다. 필기시험도 봐야 하고, 실기시험도 봐야 하죠. 그렇기에 이게 있으면 객관적인 모발 이식 수술 능력을 인정받았다고 할 수는 있겠습니다.

저도 있기는 합니다만, 이게 있다고 무조건 잘한다고 할수는 없습니다. 한식 조리 기능사 자격증이 있는 사람이 자격증 없는 사람보다 무조건 요리를 잘한다고는 못하잖아요? 그래도 최소한의 보장은 될 수 있겠지만요.

모발에 대한 수련은 피부과와 성형외과 모두 있습니다. 피부과는 두피 질환이나 약물 치료 쪽에 초점을 맞추고, 성형외과는 모발 이식 수술에 초점을 맞춰 배웁니다. 따라서 수술 기술 및 해부학적 이해는 성형외과가 더 뛰어나죠. 봉합한다거나 흉터 처리를 하는 건 피부과보다는 성형외과의 영역이니까요.

ABHRS 라이선스

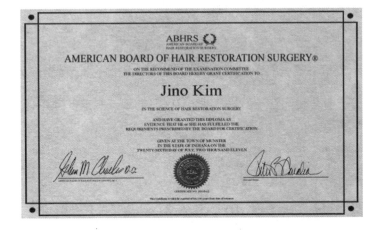

하지만 그보다 중요한 것은 경험입니다. 피부과 전문의가 아니라 일반의라고 해도 충분한 경험이 쌓였다면 경험이 적은 성형외과 전문의보다 좋은 결과를 낼 수 있습니다.

전공이 무엇인지는 모발 이식 병원을 고르는 절대 기준이 될 수 없습니다. 다만 참고를 할 수는 있겠습니다.

절개법과 비절개법

FUT는 모낭 단위 이식이고, FUE는 모낭 단위 추출입니다. 하지만 한국에서 이렇게 부르는 사람은 거의 없죠. FUT는 절개법이라고, FUE는 비절개법이라고 부릅니다. 왜 이런 걸까요? 수술 방식으로 보면 이해하기가 편할 겁니다.

절개법에서는 안전 지역에 있는 피부 일부를 한 개의 띠 형태로 떼어 냅니다. 날카로운 도구로 피부를 갈라야 하죠. 왜 절개법으로 불리는지 바로 알 수 있겠죠? 피부에 붙어 있는 머리카락을 낱개로 분리해서 이식합니다. 피부를 떼어 냈던 곳은 위아래로 합쳐서 꿰매고요.

비절개법은 마이크로 펀치 도구를 사용하여 모낭을 빼냅니다. 메스로 피부를 가르지 않죠. 그래서 비절개라는 용어를 쓰고 있지만, 사실은 틀린 말입니다. 마이크로 펀치를 이용해서 모발을 뽑아내는 것 자체가 절개거든요. 그렇기에 세계모발이식학회에서는 FUE의 E를 Extaction(추출)이 아닌 Excision(절제)으로 바꿔야 한다고 했습니다. Excision은 Extraction(추출)과 Incision(절개)이 합쳐진 말입니다.

국내 학회에서도 비절개 모발 이식이란 말 대신 〈모낭 편치술〉 등의 용어로 교체하려는 시도가 몇 차례 있었지만 워낙

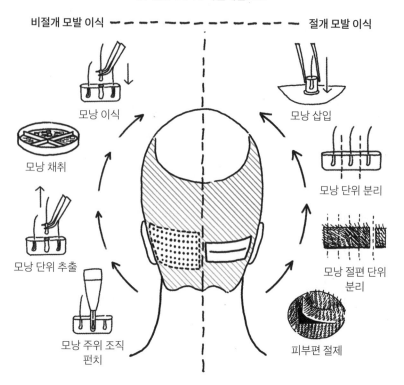

절개법FUT vs 비절개법FUE

비절개 모발 이식이란 말이 널리 쓰이고 있어서 아직까지 큰 성과가 없는 상태입니다. 저도 편의상 여기에서는 비절개법이라고 부르겠습니다.

비절개법은 모낭 단위로 추출을 합니다. 절개법과 달리 이미 낱개이기 때문에 따로 분리할 필요는 없어요. 심는 방법에는 차이가 없이 똑같습니다.

절개법을 해야 할지 비절개법을 해야 할지 고민하는 사람들을 위해 몇 가지 더 이야기해 보겠습니다.

공여부의 흉터

절개와 비절개. 이름만 들어서는 비절개가 훨씬 좋아 보입니다. 비절개 모낭 단위 모발 이식은 NHI 뉴헤어에서 최초로 발표된 수술법입니다만, 저는 사실대로 얘기하겠습니다. 비절개 수술에서 흉터가 남지 않는다고 얘기한다면, 그건 거짓말입니다. 다만 그 흉터의 타입이 다를 뿐입니다.

절개법에서는 가로로 길게 피부를 떼어 내고 꿰매기 때문에 선형의 흉터가 남습니다.

비절개에서는 이런 선형의 흉터가 남지 않지만, 자그마한 점형의 흉터가 남습니다. 비절개 역시 사실은 절개한다고 했잖아요? 마이크로 펀치가 모낭을 하나하나 채취한 자국이 남는 거죠. 흉터 크기의 총합을 따져 보면 비절개가 오히려 더 클 수도 있습니다. 하지만 여러 곳에 나눠져 있기 때문에 머리카락이 조금만 길어도 잘 보이지 않습니다.

절개법이 생착률이 높다?

옛날에는 맞는 말이었습니다. 지금도 절개법이 조금 더 유리한 고지에 있는 것은 맞습니다. 비절개법에서 쓰이는 마이크로 펀치의 직경은 0.7밀리미터에서 1.0밀리미터입니다. 그 중앙에 정확하게 맞춰야 모낭이 상하지 않습니다. 그래서 저는 비절개법 수술이 아침에 잡히면 새벽에 헬스장조차 가지 않을 정도죠.

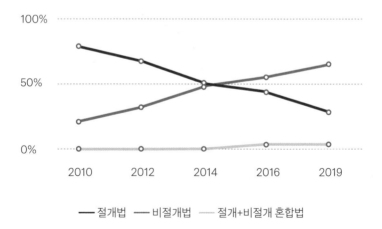

세계모발이식학회의 모발 이식 트렌드

직경을 더 키우면 안 되느냐고 할 수도 있습니다. 직경이 커지면 절개되는 부위도 커지고, 당연히 흉터도 커집니다.

비절개는 가지고 올 수 있는 조직의 양에도 제한이 있습니다. 하지만 절개는 전체를 다 가져와서 다듬는 방식이죠. 나무를 옮겨 심는다고 생각해 보세요. 흙을 조금 묻혀서 가져오는 것보다는 많이 묻혀서 가져오는 게 더 유리하지 않겠어요?

또 절개는 눈으로 확인하면서 모낭을 분리합니다. 하지만 비절개는 모낭을 눈으로 볼 수 없습니다. 모낭은 두피 속에 있는데 그 상태로 수술을 하니까요. 이런 차이가 있음에도 현재 절개법과 비절개법의 생착률 차이는 거의 없습니다. 숙련된 의사라면 모낭의 손상 없이 능숙하게 모낭을 채취할 수 있죠.

수술 시간과 통증

절개법이 비절개법보다 수술 시간이 더 짧습니다. 한두 시간 정도의 차이가 있는 것 같네요. 비절개법은 모낭을 하나하나씩 채취해야 합니다. 그에 비해 절개법은 떼어 낸 피부를 대여섯 명의 모발 이식 어시스턴트들이 같이 분리하기 때문에 시간이 단축됩니다. 통증은 절개법이 비절개법보다 조금 더 큽니다. 수술할 때는 마취를 하기 때문에 둘 사이의 차이가 없습니다. 하지만 마취 이후의 회복 과정에서 차이가 있죠. 비절개가 찔린 상처라면, 절개는 베인 상처입니다. 아무래도 베인 쪽이 낫는데 시간이 더 걸리고, 통증도 더 심하죠.

절개를 추천하는 경우

수술 시간이 짧다 보니 가격이 더 저렴합니다. 아주 큰 차이는 아니지만 참고할 만하다고는 봅니다. 간혹 대량 이식은 무조건 절개를 해야 한다는 사람도 있던데, 그건 아닙니다. 절개를 하게 되면 피부 자체를 떼어 내서 봉합하니까 모발 밀도에서는 변화가 없죠. 하지만 비절개는 밀도에서 변화가 생기기 때문에 이런 말을 하는 겁니다. 그런데 의사가 바보는 아니죠. 밀도가 떨어지는 게 보일 정도로 수술하지는 않습니다. 대량 이식을 하더라도 넓은 분위에서 채취를 하기 때문에 겉으로 봤을 때 알아차릴 수 있는 사람은 거의 없습니다. 다만 밀도가 너무 낮고, 머리카락의 가는 정도도 심한 사람의 경우에는 비절개가 적합하지 않습니다. 절개가 낫죠.

비절개를 추천하는 경우

사람마다 두피의 탄력이 다릅니다. 격투기 선수 같은 경우에는 두피가 딱딱하죠. 절개 수술법은 공여부의 위아래를 당겨서 꿰매야 하는데, 두피 탄력이 떨어지면 어려울 수 있습니다. 통증에 민감한 사람들에게도 비절개를 추천합니다. 티가 많이 나지는 않지만, 어쨌든 선형의 흉터가 남는 게 싫은 사람들도 비절개가 낫겠죠. 커버할 부위가 적어 소량으로 이식할 경우에도 비절개가 더 좋겠습니다. 예전에는 절개법이 더 많이 쓰였는데 현재는 역전이 되어 비절개법이 더 많이 쓰이고 있습니다. 하지만 어느 하나의 방식이 더 우월하다고 볼 수는 없습니다.

삭발, 부분 삭발, 무삭발

채취할 때의 머리 상태에 따라 비절개 모발 이식은 세가지 유형으로 나뉩니다. 삭발, 부분 삭발, 무삭발. 비절개 모발 이식을 위해서는 마이크로 펀치 장비로 모낭을 채취해야 합니다. 많게는 수천 개의 모낭을 하나하나 채취하며 그 밀도까지 신경 써야 하는 일인데, 아무래도 머리카락이 짧으면 더 수월하죠. 하지만 그건 어디까지나 의사로서의 편의입니다. 완전히 삭발하는 건 성별에 관계없이 부담스러운 경우가 많죠. 그런 경우 선택할 수 있는 것이 부분 삭발과 무삭발입니다.

부분 삭발은 박스 컷과 투 블록이 있습니다. 박스 컷은 여성들이 주로 많이 하는 방식입니다. 머리 중간 부분을 박스 모양으로 네모나게 삭발하는 건데, 긴 머리로 덮으면 티가 나지 않습니다. 하지만 채취 가능한 부위가 머리 전체에서 삭발한

부분 삭발한 모습

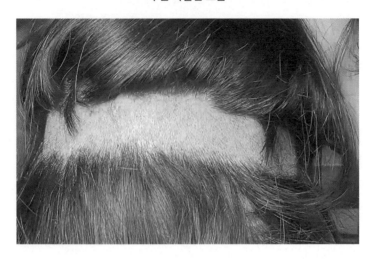

부분 삭발한 후의 모습

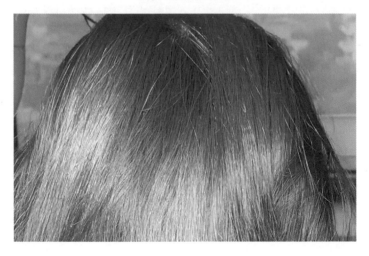

박스 부분으로 좁아진다는 단점이 있습니다. 밀도에도 신경을 써야 하다 보니 채취하는 양이 많아질 경우 머리카락 역시 더 많이 밀어야 합니다.

투 블록 헤어 방식은 남성들에게서 주로 사용됩니다. 투 블록 헤어 스타일은 윗머리를 남겨 두고 다른 부분은 밀잖아요? 그 짧아진 부분에서 모낭을 채취합니다. 비절개 흉터의 경우 머리카락이 2~3센티미터만 돼도 가려집니다. 머리카락이 한 달에 1센티미터 정도 자라니 금방 가려지죠. 자르지 않은 윗머리를 잘 사용하면 직후에도 티가 잘 안 날 수도 있고요.

마지막으로 무삭발이 있습니다. 말 그대로 머리를 밀지 않기 때문에 가장 수술한 티가 안 나는 방식입니다. 채취 방법은 크게 세 가지 정도로 나눠 볼 수 있습니다.

첫 번째는 채취할 모발만 선택적으로 미리 자르는 방식입니다. 현재 무삭발 비절개를 하는 의사들 사이에서 가장 널리 이용되는 방식으로 펀치 칼날이 모발에 간섭받지 않기 때문에 모낭 주변 조직을 깔끔하게 채취할 수 있다는 장점이 있습니다. 부분적인 커팅이 들어가지만 채취부 주변 모발은 그대로 남아 있어 수술 직후에도 후두부의 채취 흔적을 찾기 어렵습니다.

두 번째는 미리 채취 모발을 짧게 자르지 않고 채취할 때 펀치 칼날로 직접 모발을 자르며 모낭을 채취하는 방법입니다.

채취할 머리카락을 고정한 후 피부 조직과 함께 잘라 내는 방법으로 커팅 작업에 필요한 시간을 아낄 수 있고 의사가 채취할 모발을 모두 고를 수 있다는 점이 장점입니다. 하지만 머리카락이 짧게 잘려져 있는 경우보다 모발을 칼날의 정중앙에 조준하기가 까다로워 모낭을 손상할 가능성이 있습니다. 또한, 질긴 모발을 자르다 보니 칼날이 쉽게 무뎌집니다. 그래서 중간에 칼날을 다시 갈아야 하는 불편함도 있지요.

마지막 세 번째는 특수한 칼날로 머리카락을 길게 남긴 채 채취하는 방법입니다. 롱 헤어 비절개로도 많이 알려져 있습니다. 모낭의 컬을 파악하기 쉽기 때문에 이식 방향이 중요한 눈썹이나 구레나룻 등의 이식에 장점이 있습니다. 그 외에도 수술 직후 이식부를 가리기 좋다는 점도 장점입니다.

하지만 상대적으로 이식 모낭이 빠지기 쉽습니다. 잘 이식된 머리카락도 수술 3주 전후로 자연스럽게 빠지므로 긴 모발을 심는다는 것이 애초에 큰 의미가 없기도 합니다. 모발을 자른 상태에서도 고배율 확대경을 사용하면 컬을 확인할 수 있습니다. 채취할 때 모낭이 불필요한 스트레스를 받기도 해요. 채취 시 모낭 하단부는 피부 조직에 고정되어 있지만, 상단부는 머리카락에 말려 좌우로 꼬이게 되거든요. 다리를 고정한 채 상반신을 좌우로 회전시키는 것과 같습니다. 만일 모낭이 연약

하거나 꼬이는 각도가 커지면 모낭이 손상될 수 있습니다.

식모기와 슬릿

절개와 비절개가 채취 방식의 차이였다면, 식모기와 슬릿은 심는 방식의 차이입니다. 중국, 동남아시아, 우리나라에서는 식모기 방식이 더 많이 쓰입니다. 미국, 일본, 유럽에서는 슬릿 방식이 더 많이 쓰이고요. 한국에서 식모기가 많이 쓰이는 데에는 역사적 배경이 있습니다. 세계 최초의 단일모 식모기는 1985년 한국에서 만들어졌거든요. 최영철 박사가 만들어서 〈초이 임플란터〉라고 불립니다.

식모기는 샤프처럼 생긴 기구에 준비된 모발을 샤프심처럼 끼워 넣고, 이식할 부위에 찔러 넣어 버튼을 눌러 모발을 이

식모기 방식의 모발 이식 과정

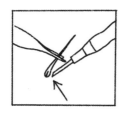

분리된 모낭을
식모기에 끼움

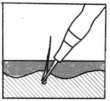

식모기를 이용해
피부에 삽입

식하게 됩니다.

슬릿slit은 좁고 기다란 틈이라는 뜻입니다. 두피에 구멍을 미리 만들어 주고, 그 안에 분리된 모낭을 차례대로 이식하는 방식입니다.

식모기는 구멍 내는 과정과 심는 과정을 동시에 하기 때문에 모발 이식 수술 시간이 더 짧습니다. 수술 시간이 짧은 것은 조직의 신선도를 고려할 때 조금 더 유리한 부분입니다. 슬릿은 두피의 탄력을 이용해 구멍을 작게 만들 수 있습니다. 두피 손상이 적고, 모낭 조직을 더 크게 만들어 이식할 수 있어서 조직 안정성이 뛰어납니다.

수술의 결과는 상대적일 수 있습니다. 의사의 실력이나 환자의 상태에 따라 달라지죠. 수술 방식만으로 밀도와 생착률이

슬릿 방식의 모발 이식 과정

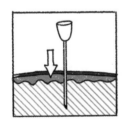 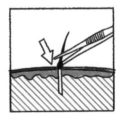 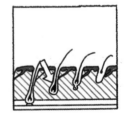

| 이식 부위에 슬릿 만들기 | 슬릿에 모낭 심기 | 이식된 모낭 정리 (높이, 방향 등) |

결정되지는 않습니다.

저는 책을 많이 읽습니다. 주변에서 책 추천을 해달라는 경우가 종종 있는데, 쉽지 않은 일입니다. 사람마다 취향은 다르니까요. 책 추천만큼이나 어려운 게 치료 방식을 추천하는 일입니다. 제가 선호하는 방식이 있기는 하지만, 그게 딱 정답이라고 할 수는 없습니다. 저는 너무 이른 시기의 모발 이식이나 튀르키예에서의 모발 이식을 추천하지 않은 바 있습니다. 하지만 누군가에게는 그게 큰 만족으로 돌아올 수도 있겠죠.

다트머스 의과 대학의 존 웬버그 교수는 거주지에 따라 치료 방법이 달라진다는 것을 발견했습니다. 마이애미에 사는 사람은 시애틀에 사는 사람보다 고관절 치환술을 받을 확률이 60퍼센트 더 높았습니다. 마이애미와 시애틀은 같은 미국이라고 해도 비행기를 타고 여섯 시간이 걸리는 곳입니다. 그렇다면 버지니아주의 샬러츠빌과 리치먼드를 비교해 보면 어떨까요? 같은 주에 있고, 자동차로 한 시간 거리입니다. 샬러츠빌에서는 복막 투석을 하는 비율이 30퍼센트인데, 리치먼드에서는 그 비율이 10퍼센트 이하로 떨어집니다.

이런 차이는 환자에 의해서 발생했을까요? 아닙니다. 환자가 중립적인 정보를 받아 선택했다면 이 정도의 차이는 나올 수 없습니다. 의사가 편향성을 가지고 있고, 그게 영향을 끼쳐 이런 결과가 나오는 겁니다. 마이애미에 고관절 치환술을 선호하는 의사가, 샬러츠빌에 복막 투석을 선호하는 의사가 있었기에 이런 결과가 나왔다는 얘기죠.

여기에서 공유 의사 결정 Shared decision-making, SDM이 탄생했습니다. 의사와 환자가 함께 상황을 공유하고, 함께 치료를 결정하는 과정을 가리키죠. SDM이 나오기 이전까지 환자는 치료 결정에 거의 참여하지 않았습니다. 의사의 결정에 따르는 수동적인 역할에 그쳤으니까요. 하지만 SDM에서는 환자의 역할이 커집니다. 가치관과 선호를 드러낼 수 있게 됐습니다.

저는 SDM이 다른 치료보다 탈모 치료에서 더 의미 있다고 생각합니다. 일단 치료를 받을지 안 받을지 그것부터 선택이잖아요? 탈모로 인해 하루하루가 끔찍하다는 사람도 있긴 하지만, 솔직히 목숨이 당장 왔다 갔다 하는 건 아닙니다. 시간이 오래 걸린다는 SDM의 단점이 여기에서는 크게 작용하지 않습니다. 여러 정보를 종합하여 스스로 판단해 볼 만한 시간적 여유가 충분히 있는 편입니다.

저를 포함한 의사들은 자기가 해왔던 것, 자기가 잘할 수 있는 것, 심지어는 옳다고 믿는 것을 권할 겁니다. 누구 하나가 딱 옳다고는 할 수 없습니다. 누구 하나가 딱 그르다고 할 수도 없습니다. 자신의 이익을 위해 거짓말하는 게 아니라면요.

〈인간은 자기가 보고 싶다고 생각하는 현실밖에 보지 않는다.〉 율리우스 카이사르의 말입니다. 의사의 선택이 늘 환자에게 최선일 수만은 없습니다. 환자에게도 선택지가 있어야 합니다. 만약 편향된 정보만을 제공하고, 빠른 선택을 강요하는 병원이 있다면 경계하기를 바랍니다.

헤어라인 교정

저는 성형외과 의사입니다. 지금은 모발 이식을 전문적으로 하고 있지만, 처음에는 일반적인 성형외과에서 일을 했죠. 쌍꺼풀을 만들어 주고, 코를 높여 주는 일 말입니다. 그때는 주로 여

헤어라인의 높낮이

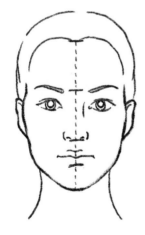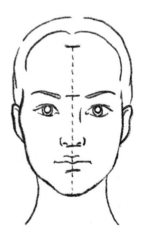

성 손님들을 상대했습니다. 제가 모발 이식 전문으로 길을 틀었을 때, 사람들은 이제 여성보다 남성 손님들을 많이 상대하겠다고 생각했습니다. 저 역시 그런 생각을 많이 했었고요.

하지만 그 생각은 틀렸습니다. 여성 손님 수도 상당합니다. 탈모로 인해서 오는 분들도 많지만, 탈모가 아닌데 헤어라인 교정을 받기 위해서 오는 분들이 더 많죠. 헤어라인 교정은 이마가 과도하게 넓거나, 귀퉁이가 안쪽으로 파인 M 자형 헤어라인 등 이마가 예쁘지 않다고 생각하는 분들이 선택하는 미용 성형입니다.

헤어라인의 교정 전후

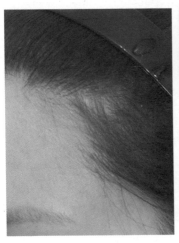
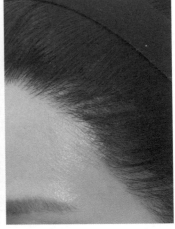

헤어라인의 높낮이만 가지고도 사람의 인상이 많이 달라집니다. 그렇기에 이마가 너무 넓은 분들은 헤어라인을 낮춰 얼굴의 적절한 비율을 맞추고 싶어 합니다.

이마의 면적을 줄히는 방법 중에는 이마 축소술도 있습니다. 기대되는 효과는 비슷하지만, 수술 방법은 아주 다릅니다. 이마 축소술은 헤어라인을 따라 두피를 절개한 후, 밑으로 내려서 봉합합니다. 봉합 부위를 깔끔하게 처리하지 않으면 이마와 헤어라인의 경계에 흉터가 남을 수 있습니다. 이럴 때는 약간의 모발 이식으로 흉터를 가릴 수도 있겠습니다.

헤어라인 교정술은 기본적으로 모발 이식과 동일한 개념의 수술입니다. 뒷머리에서 모발을 채취해서 헤어라인 쪽에 이식하는 거죠. 그러다 보니 모발 이식을 잘하는 병원이 대체로 헤어라인 교정도 잘해요. 하지만 완전히 일치하지는 않습니다. 그 차이에 관해 설명하겠습니다.

밀도

헤어라인 교정은 탈모 환자들보다 미용상의 측면이 더 강합니다. 단순히 탈모를 가리는 것만 목적이 아니기에, 더욱더 촘촘해야 만족도가 높습니다. 넓은 이마로 스트레스를 많이 받으면 이마 높이를 확 낮추고 싶어 하기도 해요. 이럴 때도 비율을 봐

쥐야 합니다. M 자형으로 들어간 경우는 빈 부분을 채우는 것만으로도 의미가 있을 수 있습니다. 고밀도로 촘촘하게 이식한다는 것도 한계치 안에서 최선을 다하는 거예요. 원래 본인의 정상적인 밀도보다는 떨어질 수밖에 없죠. 무작정 이식 부위를 넓히는 건 좋지 않습니다.

배치

한 개의 모낭에서는 1~4개의 머리카락이 자랍니다. 헤어라인 교정을 하기 위해서는 잔머리가 필요합니다. 이마와의 경계에는 잔머리가 많이 자라니까요. 그런데 잔머리가 있어야 할 부위에 굵고 강한 4모짜리 모낭이 들어가면 어떨까요? 어색합니다. 헤어라인은 특히나 티가 많이 나는 부위니까요. 그렇기에 가느다란 1모 모낭이 필요한 곳, 일반적인 1모 모낭이 필요한 곳, 2모 이상의 모낭이 필요한 곳으로 구역을 나눠 주는 게 좋습니다.

　가끔 목뒤의 잔털을 채취해서 잔머리처럼 쓰면 안 되느냐고 물어보는 사람들이 있습니다. 안 됩니다. 우선 목뒤의 잔털은 영구적이지가 않아요. 노화가 되면 빠지죠. 노화가 되기 전까지는 쓸 수 있는 게 아니냐고요? 흉터 때문에 안 좋습니다. 절개나 비절개로 인한 흉터는 머리카락 사이에 있는데 목은 훨씬

모낭의 차이와 배치

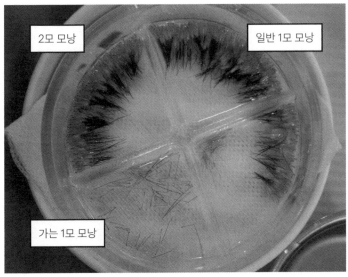

2모 모낭

일반 1모 모낭

가는 1모 모낭

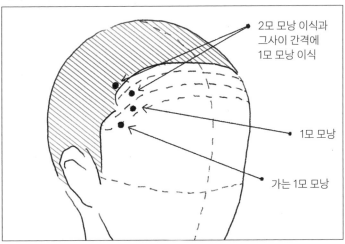

2모 모낭 이식과
그사이 간격에
1모 모낭 이식

1모 모낭

가는 1모 모낭

더 드러나는 부위입니다. 목 안 드러내고 다니면 안 되느냐고요? 그래도 안 좋습니다. 목은 두피보다 움직임이 훨씬 더 많습니다. 상처 회복이 더뎌질 수 있어요.

방향

남자와 여자는 모발이 자라는 방향의 차이가 있습니다. 남자는 모발이 직선으로 자라며 떠 있는 경우가 많지만, 여자는 이마 쪽 머리카락일수록 피부에 달라붙어서 자라는 경향을 보입니다. 따라서 이식 수술 시 피부 쪽으로 바짝 눕혀서 모발 이식을 해야 나중에 모발이 떠 보이는 경우가 줄어들게 됩니다.

디자인

남성들은 근본적으로 각진 헤어라인을 갖습니다. 이마가 직선이고, 관자놀이 쪽으로 내려올 때도 직선으로 각을 만들며 내려옵니다. 그에 비해 여성들은 동그란 이마에서 내려오는 곡선이 관자놀이를 타고 아래로 흐르는 형태입니다.

한 가지 간과하기 쉬운 부분은 관자놀이 피크temporal peak 부분입니다. 피크는 봉우리를 뜻합니다. 곡선으로 내려오다가 관자놀이 부분에서 봉우리처럼 앞으로 더 나오게 만들어 줘야죠. 얼굴을 더 작게 만들어 주고, 더 자연스럽게 보이게 합니다.

피크는 관자놀이에만 있는 게 아닙니다. 이마에도 있죠. V자형 이마를 위도스 피크widow's peak라고 합니다. 모두에게 있는 것은 아니고, 30퍼센트 정도에게 존재합니다. 매릴린 먼로 역시 위도스 피크를 가지고 있습니다.

그런데 위도는 미망인이라는 뜻이잖아요? V자형 이마를 가진 여자는 남편보다 오래 산다는 풍문 때문에 이런 이름이 붙었습니다. 아예 근거가 없는 얘기는 아닙니다. 위도스 피크는 헤어라인의 성숙화 과정에서 나오거든요.

남자나 여자나 어릴 때는 모두 동그란 이마를 가지다가 나이를 먹으며 헤어라인이 1.5~2센티미터 정도 후퇴하며 자리 잡습니다. 남성은 17~29세 사이부터 이런 변화가 시작되고, 여성은 시작이 이보다 더 느린 편입니다. 그러니까 위도스 피크가 생긴 사람은, 없는 사람보다 평균적인 나이가 더 많아요.

여전히 위도스 피크를 싫어하는 사람도 있는데, 꼭 없앨 필요는 없습니다. 그게 자연스러워 보일 때도 있고, 잘 어울리는 사람도 있으니까요.

좋은 병원 찾는 방법

우선 좋은 의사를 찾아야 합니다. 좋은 시설에 좋은 직원이 있어도 의사가 무능하면 소용이 없어요. 그렇다면 어떤 의사가 좋을까요? 저는 경험을 중요하게 생각합니다. 물론 모발 이식을 시작한 지 얼마 안 된 의사라도 훌륭한 결과가 나올 수 있겠지만, 언제나 변수가 존재하는 수술에서 능숙함이 나쁠 것은 없죠.

모발 이식 전문의라는 건 따로 없다고 앞서 말한 적이 있습니다. 산부인과 전문의, 안과 전문의 다 할 수 있습니다. 전문의가 아니라 일반의라도 상관없고요. 그렇기에 한번 해볼까, 하는 느낌으로 시작하는 의사도 분명히 있습니다.

학회나 심포지엄에 참여했는지 알아보면 좋습니다. 모발 이식과 관련해서 국내에서 가장 활발한 학회는 대한레이저피부모발학회, 대한성형외과학회, 대한모발이식학회입니다. 그리고 국제 학회에서는 세계모발이식학회와 아시아모발이식학회가 있습니다. 학회에 열심히 참석하고 본인의 임상 결과를 발표하는 의사들이 모발 이식 결과가 나쁜 경우는 드물죠.

대학 병원을 떠난 저 같은 개원의에게 학회나 논문 발표는 지속해서 공부하고 연구할 수 있는 좋은 계기입니다. 다른 의사들의 새로운 시도를 접하다 보면 더 공부해야 한다는 생각과 더 노력해야 한다는 의지가 생기니까요.

논문 발표를 하기 위해서는 학회에서 인정할 만한 새로운 시도와 충분한 검증 결과가 필요하므로 모발 이식에 대해 꾸준히 노력하고 공부해야 합니다. 꼭 발표하지 않는다고 하더라도, 참석하게 되면 새로운 시도에 대한 결과를 볼 수 있잖아요? 수술하기 위해 방문한 병원의 의사가 얼마나 열정적으로 관련 학회 활동을 하고 있는지를 살펴보는 것도 병원을 결정하는 데 도움이 됩니다. 병원 홈페이지 의료진 소개만 살펴봐도 대략 알 수 있습니다.

상담도 제대로 이뤄져야 합니다. 상담 실장이 있는 병원도 있습니다. 그 자체가 나쁜 건 아니에요. 하지만 상담 실장과 의사는 역할이 엄연히 다릅니다. 상담 실장이 진단을 내리고, 이식 방법이나 이식량을 결정해서는 안 돼요. 의학적 결정에 대한 부분은 반드시 의사와 함께해야 합니다. 상담을 통해 반드시 알아 둬야 할 것들 몇 가지를 말하겠습니다.

수술하는 의사가 누구인지?

공장 형태의 병원에서는 선택 자체를 할 수 없습니다. 여러 명의 의사가 돌아가면서 수술을 해서 누가 나를 수술할지 모르는 거죠. 같은 병원 안에서도 실력 차이가 있을 수 있습니다. 그런 병원을 반드시 걸러야 한다는 게 아니지만, 참고하는 게 좋겠네요.

이식량

모발 이식 비용을 책정할 때 모낭당 혹은 모당 책정합니다. 우리 병원에서는 모낭당 이식 비용을 책정하지만, 모 수에 따라 비용을 책정하는 병원도 많이 있습니다. 인터넷에서 흔히 볼 수 있는 3천 모 이식에 얼마라고 하는 것은 모 수에 따른 비용 책정 방식입니다.

한 개의 모낭에서 1~4개의 모발이 자랍니다. 〈모낭 단위 모발 이식〉은 말 그대로 모낭 그 자체를 탈모 부위에 옮겨 심죠. 우리 병원은 모낭 단위로 비용을 책정합니다. 모낭 하나를 이식하는 데 드는 노력은 그 모낭에 몇 모가 포함되었던지 대부분 비슷하기 때문입니다.

모 수로 책정할 때 2모를 이식한다고 하면 1모짜리 모낭이라면 두 번의 이식이 필요하고, 2모짜리 모낭이라면 한 번의 이식이 필요합니다. 같은 모 수여도 들어가는 노동의 크기가 달라지는 거죠. 그래서 모낭 단위 모발 이식에서는 모낭으로 비용을 책정하는 것이 더 객관적이라고 생각합니다.

모낭으로 카운트하든 모로 카운트하든 크게 중요한 부분은 아니라고 봅니다. 단지 객관화된 기준을 가지고 어느 정도 이식이 되겠구나 하는 것을 머릿속으로 그려 볼 수 있는 충분한 설명이 뒷받침되면 좋을 것 같습니다.

생착률

흔히 이야기하는 모발 이식의 이상적인 생착률은 약 90퍼센트 정도입니다. 예를 들어 3천 모 모발 이식을 하면 2천7백 모 정도가 생착에 성공하는 것이죠. 생착률이 모든 모발 이식에서 같게 적용되는 것은 아닙니다. 똑같은 의사에게 수술받는다고 해도 생착률은 차이가 날 수 있습니다.

어떤 의사가 〈자신의 평균적인 생착률이 몇 퍼센트다〉라고 자신 있게 이야기하려면 수술마다 모든 모낭의 상태를 기록하고 이식 기록을 남겨야 해요. 최종 결과에서 얼마나 높은 생착률을 보였는지 확인하기란 쉬운 일이 아니죠. 생착률이 얼마인지 묻기보다는 생착률을 높이기 위해 무엇을 하고 있는지 물어보는 게 더 좋을 것 같습니다.

이 밖에도 직원들이 어떤 교육을 받는지, 이식 방법이 무엇인지, 향후 탈모 진행에 따른 계획이 어떻게 되는지 등에 대해서도 알아보면 좋습니다. 병원을 여러 곳 방문해서 비교해 볼 수도 있습니다.

다른 환자들의 결과를 확인해 볼 수도 있습니다. 병원 홈페이지에 후기가 나오는 곳도 있을 겁니다. 병원에서 운영하기 때문에 믿음이 가지 않는다면 다른 인터넷 커뮤니티를 살펴보세요. 자세한 후기들도 꽤 많습니다. 부정적인 후기가 올라오면 그걸 없애기 위해 병원 측에서 어느 정도 손을 쓸 수도 있겠지만, 전체적인 평판까지 조작할 수는 없을 겁니다.

수술 전 주의 사항

모발 이식이 안전하고 효과적으로 이뤄지기 위해서는 의사의 노력만 필요한 게 아니에요. 최상의 결과를 위해서는 환자도 몇가지를 주의 사항을 지켜줘야 합니다.

약

피나스테리드나 두타스테리드 계열의 약은 복용해도 됩니다. 하지만 도포형 미녹시딜은 수술 일주일 전부터 중단해 주세요. 미녹시딜은 DHT와는 무관합니다. 혈관을 확장시켜서 모낭에 산소 및 영양소 공급을 돕죠. 그렇기에 수술 중에 출혈이 더 심해질 수 있습니다. 항응고제, 아스피린, 홍삼, 비타민 E도 출혈을 멈추는 데 방해가 됩니다. 비타민 E를 따로 먹지는 않고 종합 비타민제를 먹는데, 그것도 끊어야 하는 분도 계세요. 짜장면을 먹지 말라고 하면 짬짜면, 탕짜면, 볶짜면 다 먹으면 안 되는 겁니다.

음주

음주 역시 출혈을 멈추는 데 방해가 됩니다. 그렇다고 술이 미녹시딜처럼 탈모 치료에 도움이 된다고 생각하시면 안 돼요. 술을 많이 마시면 혈소판의 기능이 떨어져서 생기는 일이니까요.

흡연

니코틴은 혈류를 감소시킵니다. 언뜻 지금까지 말했던 출혈을 멈추는 데 도움이 되는 것처럼 보일 수도 있습니다. 그런데 수술 후에는 이식한 모낭이 자리 잡고 혈관 생성이 되어야 하잖아요? 말초 혈관이 수축하면 혈류량이 감소하고, 흡연 과정에서 발생하는 일산화 탄소 성분은 산소 흡수를 방해합니다. 오래 담배를 피우던 사람이 갑자기 금연하면 수술 시 혈관 확장 및 출혈 과다를 보일 수도 있어요. 그러니 미리미리 금연을 해두는 게 좋습니다.

의사가 맨날 술, 담배 얘기한다고 스트레스받는 분도 계십니다. 죄송하지만 어쩔 수 없는 부분입니다. 안 좋은 걸 알면서도 그냥 넘어갈 수는 없으니까요. 술과 담배는 모발 이식이 아니더라도 관리를 해주는 게 좋습니다. 그리고 스트레스도 줄이도록 하세요.

부작용과 재수술

부작용의 〈부〉가 무슨 뜻일까요? 아닐 불(不)을 떠올릴 수 있습니다. 〈~가 아니다〉, 〈~하지 않다〉라는 뜻입니다. 다음에 오는 글자의 초성이 ㄷ이나 ㅈ이면 〈부〉라고 읽어요. 부도덕, 부주의, 부적절과 같은 단어로 쓰이죠. 작용의 초성도 〈ㅈ〉이죠? 어쩌면 아닐 부(否)를 떠올릴 수도 있습니다. 부결, 부인, 부정과 같은 단어로 쓰입니다.

둘 다 부작용에는 쓰이지 않습니다. 부작용에 쓰이는 부(副)는 버금 부입니다. 버금간다는 뜻 말고 부차적이라는 뜻도 있죠. 부작용을 영어로 하면 side effect입니다.

부작용이란 말은 대개 좋지 않은 때에 쓰지만, 언제나 그렇지만은 않습니다. 비아그라의 발기, 미녹시딜의 발모 모두 부작용이니까요. 제가 이번에 말할 내용은 엄밀히 말하면 부작용이라고 할 수 없는 것들도 포함된, 조금 넓은 의미에서의 설명입니다.

생착 실패

채취나 이식할 때 모낭에 손상이 갈 수 있습니다. 채취한 모낭을 잠시 보관할 때 수분이나 온도를 조절하지 못해 손상이 생길 수도 있죠. 이런 것들은 모두 의료진의 잘못입니다. 애초에 모발 이식이 쉽지 않은 사람도 있어요. 모낭이 선천적으로 약하거나 당뇨가 있으면 생착률이 낮죠. 수술이 있기 전에 의사는 이런 내용을 알려야 합니다. 그렇지 않다면 의료진의 잘못이죠. 그런데 이런 것들을 다 알고서도 수술을 원하기도 합니다. 모발 이식의 효과를 조금이라도 보고 싶은 사람들이죠. 그런 경우라면 의료진의 잘못이 아닙니다.

모류 이상

머리카락이 향해야 하는 방향이 있습니다. 아래로 흐르듯이 자라야 하는 머리카락이 뜬금없이 위로 자란다면 어색하겠죠? 요즘은 의사들의 실력이 상향평준화돼서 흔히 보이지는 않습니다. 하지만 한번 벌어졌을 때, 다시 되돌리기 쉽지 않은 일입니다.

후두부 고갈

비절개 모발 이식할 때 벌어질 수 있는 일입니다. 뒷머리 사이사이에서 이식모를 채취하기 때문에 밀도가 약간 떨어지는 건 정상적인 일입니다. 경험이 많은 의사는 후두부에서 과도하게 채취하지 않죠. 하지만 어느 정도까지 소모해도 되는지 감이 없는 의사가 무리하게 채취할 수도 있습니다. 그럴 때 뒷머리 두피가 비치는 등의 문제가 발생할 수 있습니다. 모발 이식은 뒷머리에서 모발을 공급받다 보니, 재수술이 필요할 때 어려움을 겪을 수 있습니다.

괴사

피부 조직에 혈액이 제대로 공급되지 않아 피부 조직 자체가 썩어 버리는 합병증입니다. 고밀도 모발 이식을 할 때 드물게 발생합니다. 모발 이식을 하려면 이식 방법에 상관없이 이식 부위에 수많은 구멍(상처)을 만들게 됩니다. 피부 아래쪽 혈관 역시 상처를 입게 되죠. 두피는 혈액 순환이 좋은 부위라 어느 정도 상처가 있다고 해도 혈액이 공급되는 경우가 대부분입니다. 하지만 혈액 순환이 좋지 않은 사람이 아주 드물게 있고, 그러다 보니 이런 일 역시 아주 드물게 발생할 수 있습니다. 괴사가 되면 생착이 안 되는 것은 물론이고, 괴사한 부위 전부가 흉터가 됩니다.

모낭염

모발 이식이 됐다고 해서 그 머리카락이 계속 자라는 것은 아닙니다. 2주 후부터는 슬슬 빠져나갑니다. 이식모가 빠져나간 자리에 각질이 덮이면 모공이 막혀 버립니다. 유분이나 노폐물이 생성되지만 빠져나갈 구멍이 없어서 모낭염이 생깁니다. 모낭염이 생착과는 큰 관계가 없지만 결과가 조금 더디게 나올 수는 있습니다.

수술 후 감염

모낭염과는 살짝 다릅니다. 모낭염은 균이 들어가지 않아도 생기고, 이건 균이 들어가서 생깁니다. 발생하는 시기도 다릅니다. 모낭염은 머리카락이 빠져나간 후에 생기기 때문에 수술 후에 바로 생기지 않지만, 감염으로 인한 염증은 수술 직후에 생기기도 하니까요. 요즘은 소독기를 사용 안 하는 곳이 없습니다. 수술 과정에서 균이 들어갈 확률은 아주 낮습니다. 하지만 염증이 유독 잘 생기는 사람도 있어요. 병원에 가서 적절한 조치를 받으면 이 역시 생착에 큰 영향을 끼치지는 않습니다.

이상 감각

이식 후 대부분이 겪는 증상입니다. 감각이 둔해지거나, 가렵거나, 따끔따끔해집니다. 일반적으로는 두 달 정도 겪지만, 반년 이상 증상이 지속되는 경우도 있습니다.

부작용이 전혀 없더라도 때로는 재수술이 필요하기도 합니다. 탈모가 더 진행될 수도 있으니까요. 재수술이 나쁜 건 아닙니다. 그런데 수술한 지 얼마 안 돼서 바로 재수술을 원하는 사람들도 있어요. 극적인 변화가 바로 나타나는 게 아니다 보니 만족하지 못하는 거죠. 결과가 제대로 나온 다음에 재수술을 하기를 권합니다.

수술 횟수는 사람마다 또 이식 모 수에 따라 다릅니다. 절개법의 경우에는 평균적으로 3회까지 가능합니다. 다만 수술과 수술과의 간격은 1년 이상 두는 것을 권해요. 모발을 채취한 뒷머리의 피부가 안정될 시간이 필요하니까요. 비절개법의 경우에는 4~5회까지도 가능합니다.

환자의 만족도가 떨어질 경우 무료로 재수술을 해주는 병원도 있습니다. 이 부분도 병원을 선택할 때 참고할 만합니다.

미래의 모발 이식

탈모는 아직 정복되지 않았습니다. 완치 기술을 개발한다면 노벨상을 받을 거라고 입을 모으죠. 생리 의학상을 줘야 하는지 평화상을 줘야 하는지 의견이 갈리지만 말입니다. 몇몇은 인류가 달에도 갔다 온 지 60년이 지나도록 탈모 완치가 이뤄지지 않았다고, 마치 발전이 없는 것처럼 얘기합니다. 현장에 있는 사람으로서 그 의견에 동의하기는 어렵습니다. 탈모 치료와 예방에 대한 미래는 달보다도 더 밝습니다. 세계 각지에서 연구하고 있다는 걸 저는 잘 아니까요. 연구되고 있는 치료 방법 몇 가지를 소개하겠습니다.

머리카락 복제

영국 던햄 대학교의 콜린 자호다 박사는 자기 두피에 있는 모낭에서 결직초 세포dermal sheath cells를 채취해 아내의 팔에 이식했습니다. 모발 이식에 관해 설명할 때, 자기 모발로만 이식이 가능하다고 했었잖아요? 인체는 이식된 타인의 신체 기관을 외부 물질로 인식해서 공격하니까요. 그런데 이 경우에는 달랐습니다. 유도 세포inducer cell로 작용해 다른 사람에게도 이식될 수 있는 면역 능력을 가진 것으로 보입니다.

모발 복제 관점에서 봤을 때, 가장 중요한 점은 결직초 세포가 섬유 아세포라는 겁니다. 섬유 아세포는 배양하기 가장 쉬운 세포거든요. 만약 이 세포가 실험실에서 배양되어 복제된다면 탈모 환자들은 무제한으로 새로운 머리카락을 공급받을 수 있습니다.

지금은 자기 모발만 이용하기 때문에 공급량에 제한이 있습니다. 탈모가 많이 진행된 사람들에게는 모발 이식을 딱히 권하지도 않죠. 그런데 공급량에 제한이 없다면 진행 정도와 상관없이, 심지어는 머리카락이 하나도 없어도 모발 이식이 가능해집니다.

의사 역시 생착률에 크게 신경을 안 써도 됩니다. 지금은 생착에 실패했을 때, 환자의 소중한 머리카락을 하나 잃게 되는 셈입니다. 하지만 무한한 머리카락 중 하나를 잃는 건 그다지 소중하지 않죠. 생착되지 않으면 새로 하나 더 심으면 되는 거고요. 뒷머리에 채취 흉터를 남기지도 않을 겁니다.

얼핏 보면 모발은 단순해서 복제가 쉬울 것 같습니다. 하지만 생각보다 훨씬 복잡하고 체계적이어서 쉽지는 않습니다. 미국 컬럼비아 대학교의 앤절라 크리스티아노 교수는 3D 프린터를 활용한 틀을 활용하는 등 연구를 이어 나가고 있습니다.

줄기세포 모발 증식

모발을 생성할 수 있는 줄기세포를 찾아 휴면기에 접어든 모낭에 주입하는 기술입니다. 잘 자라고 있는 머리카락을 발아 세포와 함께 뽑아 현미경 검수를 합니다. 줄기세포를 얼마나 가졌는지, 양호하게 세포를 증식시킬 수 있는지를 확인해야죠. 이 과정에서 모구는 털줄기로부터 분리되어 실험실에서 배양이 됩니다. 배양으로 증식된 세포를 탈모 부위에 이식합니다.

배양으로 증식된 세포를 활용해 탈모 부위 곳곳에 이식하므로 모발 증식hair multiplication이라고 말할 수 있는 것입니다. 아직 모발과 함께 뽑혀 나온 세포가 배양의 모체가 되기에는 일시적인 효과만 보이고 있을 뿐이고, 모발 성장에 가장 중요한 역할을 하는 줄기세포를 의도한 대로 얻는 것은 꽤 까다로우므로 더 많은 연구가 필요합니다.

탈모 유전자 분리

5 알파 환원 효소, 테스토스테론, DHT만이 탈모의 원인이라고는 할 수 없습니다. 탈모를 유발하는 유전 인자가 없으면 상관없는 일이니까요. 몸에서 그 인자를 분리해 낸다거나 DNA를 개조하면 탈모가 안 생깁니다. 크리스티아노 교수는 탈모에 관여하는 유전자를 발견했지만, 그게 유전성 탈모를 일으키는 유전자는 아니었습니다.

완치 기술이 나오면 치료하는 의사는 어떻게 될지 걱정하는 환자들도 있습니다. 감동적인 이야기입니다. 자기 머리보다 의사의 벌이를 먼저 생각해 주다니. 그렇다면 저는 제 벌이보다 환자의 머리를 먼저 생각하겠습니다.

아직은 개발된 게 없습니다. 그때까지 머리카락을 조금이라도 더 보존하기를 바랍니다. 약 잘 챙겨 드시고, 치료도 잘 받으세요.

알아 두면 쓸모 있는
모발 이야기 5

밥 먹듯이 훈련하는 한국 의사들

어느 부부와 그 부부의 친한 여자까지 셋이 함께 식사를 합니다. 여자가 깻잎장아찌를 한 장만 떼지 못하고 낑낑대자 남편이 깻잎을 젓가락으로 잡아서 도와줍니다. 이것은 아내가 화를 낼 일인가요? 아닌가요? 부부가 아니라 연인으로 생각해도 좋고, 성별을 바꿔 생각해도 상관없습니다. 언뜻 별거 아닌 듯 보이는 이 이야기는 〈깻잎 논쟁〉이라는 이름까지 붙어서 인터넷을 뜨겁게 달궜습니다. 수많은 사람이 자기 의견을 밝혔는데, 그중 몇 가지 의견을 소개해 보겠습니다. 코미디언 박미선은 화를 낼 일이라 밝히며, 내가 먹을 때도 안 도와주는 남편이 다른 여자를 도와주는 건 말이 안 된다고 했습니다. 요리 연구가 백종원은 화를 낼 일이 아니라 밝히며, 깻잎이 아까워서라도 떼줘야 한다고 했습니다. 불고기나 햄이라고 생각해 보라고, 이건 애정의 문제가 아니라 경제적인 문제라고요. 방송인 하하는 경우에 따라 다르다고 했습니다. 상대가 잘생겼을 때와 못생겼을 때가 다르다고요. 방탄소년단의 정국은 또 다른 의견을 냈습니다. 그냥 깻잎을 먹지 말자고 했죠.

저는 이 논쟁이 재미있다고 생각해 주변의 외국인 친구들에게 물어봤습니다. 독일, 튀르키예, 브라질, 미국 등의 친구들 모두는 깻잎 논쟁은 자기네 나라에서 있을 수 없는 일이라고 했습니다. 질투를 느낄 필요가 없는 기본적인 매너로 취급되기 때문이 아니었습니다. 대답은 그보다 훨씬 뜻밖이었죠.

우선 깻잎은 오로지 한국에서만 먹는다는 겁니다. 서양뿐만 아니라 동양에서도 오로지 한국만요. 중국이나 일본에서도 깻잎을 먹지 않습니다. 자세히 알아보니까 북한에서도 개성 등 일부 지역을 제외하고는 먹지 않는다고 하더군요.

논쟁이 될 수 없는 이유는 또 있었습니다. 그 나라에는 누군가의 도움 없이 깻잎장아찌 한 장만을 젓가락으로 떼어 갈 수 있는 사람이 없다는 거죠. 어쩌다 보니 화제는 젓가락질로 바뀌었습니다. 미국인 친구는 한국인의 젓가락질 수준이 경이롭다며 감탄하고는, DJ DOC의 노래를 읊어 주더군요.

「젓가락질 잘해야만 밥을 먹나요? 잘 못해도 서툴러도 밥 잘 먹어요.」

저는 이 가사에서 한 번도 이상함을 느낀 적이 없었습니다. 그런데 그 친구는 다른 해석을 했습니다. 한국인이 요구하는 젓가락질은 단순히 밥을 잘 먹을 수 있는 수준이 아니라는 거죠. 밥을 잘 먹고 있는데도 서툴고, 잘 못한다는 소리가 나오니까요. 그러더니 저에게 물었습니다.

「너 젓가락질 잘해?」

「아니, 나 못해.」

「너 콩 집을 수 있어?」

「응, 집지.」

「너 밥 한 톨 집을 수 있어?」

「응, 집지.」

「너 젓가락질 잘해?」

「아니, 나 못해.」

우리는 서로가 서로를 이해하지 못했습니다.

어떤 사람은 한국인의 손재주가 좋은 이유에 대해 쇠젓가락을 사용하기 때문이라고 이야기하더라고요. 그래서 한국 의사들이 세계에서 수술을 제일 잘한다고요.

다른 수술에서는 어떨지 모르겠습니다만 모발 이식 수술에서는 이 말이 맞는 것 같습니다. 모발 이식은 모낭을 채취해서 다른 곳으로 옮겨 심는 거잖아요? 어렸을 때 했던 콩 옮기기와 비슷한 겁니다. 물론 더 어렵기야 하겠지만 그래도 한국인은 수십 년 동안 훈련이 되어 있는 상태입니다. 비유가 아니라 정말이지 밥 먹듯이 훈련이 되어 있는 거죠.

6장
실제 모발 이식 수술 과정

마취는 어떻게 진행될까?

모발 이식은 거의 부분 마취로 진행됩니다. 이식모를 채취할 뒷머리와 이식할 부위만 마취를 하면 수술 과정에서 통증으로 힘들지 않거든요.

뉴헤어에서 시술받은 환자 500명의 통증 비율

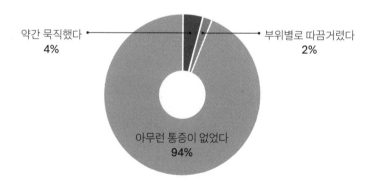

약간 묵직했다
4%

부위별로 따끔거렸다
2%

아무런 통증이 없었다
94%

또 모발 이식은 시간이 오래 걸리는 수술이에요. 길게는 대여섯 시간까지 걸리는데, 그 긴 시간 동안 전신 마취하는 걸 권하기도 어려워요. 특별한 이유가 없는데도 병원에서 전신 마취를 해야 한다고 이야기한다면 수상한 겁니다. 모발 이식 과정을 환자에게 공개하기 싫어하는 것일 수도 있거든요.

통증을 완화하기 위해서 마취하는 것이지만, 마취도 주사를 맞는 것이다 보니 통증이 있을 수 있습니다. 보톡스나 필러를 맞는 수준의 통증입니다. 그런데 두피에 주사를 맞는 것 자체를 무서워하는 사람도 있고, 통증에 민감한 사람도 있죠. 통증을 완화하기 위한 통증을 완화하기 위한 대비도 있습니다.

흔히 웃음 가스라고 불리는 이산화 질소 가스가 있습니다. 원래는 어린아이들이 치과 치료를 할 때 많이 사용합니다. 웃음 가스가 통증을 완전히 없애 주지는 않지만, 기분을 좋게 만들어 통증을 줄여줍니다. 웃음 가스 말고 진통제나 진정제를 먹을 수도 있고요. 이렇게 수술을 하시면 치과 치료보다도 통증이 적습니다.

채취된 모낭을 살려라

물고기가 물 밖으로 나오면 얼마 못 가서 죽어 버리듯이, 모낭도 신체에서 분리되어 바깥으로 나오면 얼마 못 가 죽어 버립니다. 발표된 실험과 논문에 따라 다르지만 짧게는 30초, 길게는 3분 정도 공기에 노출되면 모낭이 죽기 시작합니다. 그런데 채취한 모발을 다듬고, 분리하고, 삽입하는 과정에서 노출이 아예 안 될 수는 없죠. 대신 이 노출 시간을 최소화해야 합니다.

저는 장기 보존액에 모낭을 보관합니다. 장기 보존액이라는 말이 흔히 쓰이지 않다 보니 착각하는 사람들이 많습니다. 오랜 기간 보존할 수 있는 액체인가 보다 생각하는 거죠. 아닙니다. 장기 보존액은 심장이나 간 같은 장기를 보존할 때 쓰이는 액체입니다. 장기 이식 수술할 때 쓰이죠.

장기 이식 수술과 모발 이식 수술 모두 조직을 이식하는 수술입니다. 혈액, 산소, 영양분이 공급되지 않는 동안에도 기능이 파괴되지 않도록 막아 줘야죠. 예전에 저는 생리 식염수에 모낭을 보관했습니다. 그런데 생리 식염수에 몇 시간 보관을 하면 모낭이 불어서 흐물흐물하게 변했습니다. 단순히 제 경험뿐만 아니라 실험 결과에서도 차이가 있었습니다. 2011년 미국의 의사 마이클 비너는 생리 식염수와 장기 보존액에서 모낭을 짧게는 두 시간에서 길게는 96시간까지 보관 후 이식했습니다. 모든 시간대에서 생리 식염수보다 장기 보존액이 우월한 결과를 보였습니다.

허혈 재관류 손상이라는 게 있습니다. 몸의 국소 부위에 공급되는 혈액의 양이 감소한 상태를 허혈이라고 부릅니다. 다시 혈류가 흐르게 됐는데 세포와 조직이 회복되지 않고 오히려 악화하는 현상을 재관류 손상이라고 합니다. 모발 이식 시에도 발생할 수 있어요. 모세 혈관으로부터 혈액을 공급받다가 끊기고, 이식 후에 다시 연결되니까요. 허혈 재관류 손상은 활성 산소로 인해 발생한다고 알려졌는데, 장기 보존액을 사용하면 활성 산소의 양이 47퍼센트 감소한다는 연구가 발표됐습니다.

장기 보존액은 비싸다는 것을 제외하고는 단점이 없습니다. 그런데 좀 많이 비싸기는 합니다. 1리터 기준으로 생리 식염수는 1천5백~1천8백 원 정도인데, 장기 보존액은 25~30만 원이거든요.

장기 보존액은 저온이면 좋습니다. 모낭은 몸에서 떨어져 나오는 순간부터 산소와 영양 공급이 중단됩니다. 유산소 대사에서 무산소 대사로 바뀌게 되죠. 그런데 무산소 대사로는 세포가 필요한 만큼의 에너지를 생산하지 못해요. 에너지 공급이 부족하면 세포 소멸을 유도하게 됩니다. 이를 막기 위해서는 저장액의 온도를 낮춰 에너지 요구량을 줄여야 합니다. 냉동 인간이나 냉장고처럼 온도를 낮춰 보존성을 높입니다.

생리 식염수와 링거 수액에 저장 후, 시간이 지남에 따라 모낭 세포가 얼마나 파괴되었는지를 보여 주는 자료입니다. 낮은 쪽이 덜 파괴되었으니 더 좋은 거죠. 보존액이 무엇인지 상관없이, 시간대가 언제인지 상관없이 최적의 온도는 4도였습니다. 실제 장기 이식 시에도 4도 정도로 보존합니다.

예전에 저는 모낭이 보존된 용기 아래 얼음을 넣어 저온을 유지했습니다. 하지만 얼음으로 완벽하게 일정한 온도를 유지하는 것은 힘들었죠. 계속해서 온도를 체크하고, 얼음이 녹으면 바로 교체해 주기는 했습니다. 그런데 교체하는 과정에서도 온도 변화가 일어나잖아요? 저는 그게 마음에 들지 않았습니다. 그래서 저온 수분 유지 장치를 만들기로 했습니다.

예전에 어떤 호프집을 갔는데, 냉각 테이블이 설치되어 있

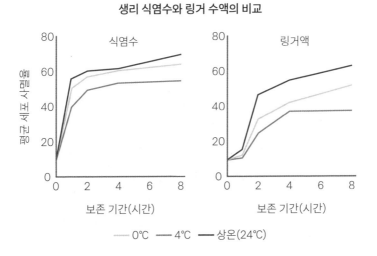

생리 식염수와 링거 수액의 비교

었습니다. 컵 홀더에 맥주잔을 올려놓으면 맥주가 계속 시원한 온도를 유지했죠. 저는 거기서 아이디어를 얻었습니다. 서울대학교 공학 박사인 친구가 있어서 그 아이디어를 현실화할 수 있었죠. 이 자리를 빌려 감사의 말을 다시 한번 전하고 싶습니다.

조직을 차게 보관하면 한랭 손상cold injury이 일어날 수 있습니다. 낮은 온도에서는 세포막에 있는 펌프가 제대로 작동하지 않아 세포 부종intracellualr edema, 낮은 pH(높은 산도),

뉴헤어의 저온 수분 유지 장치

세포 내 칼슘 농도 증가 등을 일으켜 세포가 손상되는 거죠. 기존에 많이 사용되는 생리 식염수나 배양액은 원래 상온에서 사용되기 위해 만들어져서 문제가 될 수 있습니다. 하지만 장기 보존액은 낮은 온도에서 생리학적 변화를 최소화하는 것을 목표로 개발된 거예요. 온도를 낮추기 위해서도 장기 보존액이 필요합니다.

현미경을 통한 모낭 분리

현미경을 통한 모낭 분리는 모낭 단위 모발 이식의 핵심 요소입니다. 모낭은 눈으로 보는 것보다 훨씬 복잡한 조직으로 되어 있으며 맨눈으로 관찰하기엔 너무나도 작은 조직입니다. 현미경을 이용하게 되면 모낭 단위의 불필요한 조직은 모두 제거할 수 있게 되고 필요한 조직은 충분하게 남길 수 있습니다. 또 채취한 모낭을 모두 현미경으로 검수한다면, 문제가 있는 모낭을 이식하지 않게 되므로 모발 이식의 성공률은 더 높아지게 됩니다.

맨눈으로 분리가 아예 불가능한 것은 아니에요. 기술 좋은 사람이라면 혼자서 한 시간에 1천여 개의 모낭도 분리할 수 있습니다. 하지만 그 많은 양의 모낭을 집중해서 분리하는데 계속 최상의 컨디션일 수 있을까요? 어려운 일입니다. 현미경을 사용하게 되면 컨디션에 큰 영향을 받지 않고 깨끗하게 분리할 수 있습니다. 대신 시간이 오래 걸리기는 합니다. 그러다 보니 인원이 많이 필요하기도 하죠. 여러 인원이 하게 되면 컨디션의 영향을 크게 받지 않고, 환자의 결과를 일정 수준 이상 유지할 수 있다는 장점이 있기는 합니다. 현미경을 통한 모낭 분리 시 맨눈으로 하는 것보다 모낭의 생존율이 25퍼센트 정도 상승한다고 알려져 있습니다.

　　모낭 분리에 사용되는 현미경은 입체 양안 현미경이어야 합니다. 그래야만 분리할 모낭의 실제 모습을 입체감 있게 확

모낭 분리 시작

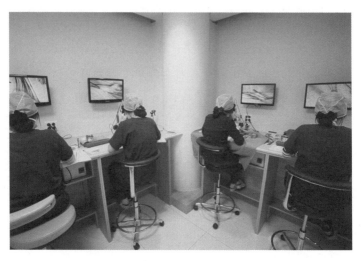

고배율 현미경으로 모낭을 손상하지 않고 분리

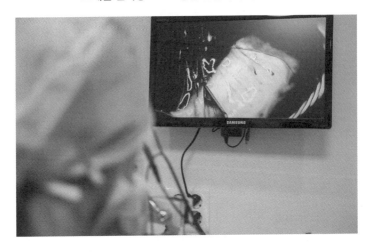

이식하기 좋은 모양으로 정교하게 다듬는 중

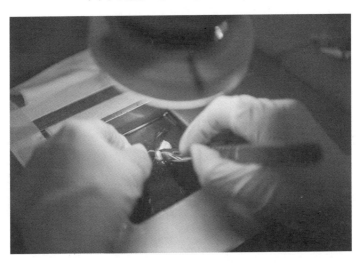

인할 수 있거든요. 모니터에 연결된 화면만 확인하면서 분리하게 되면 크기만 커보이지 평면으로 보이는 것 같아 눈으로 볼 때와 차이가 있습니다. 모낭 분리에 사용되는 현미경에 모니터를 연결한 이유는 수술하는 의사가 모낭 분리 과정을 감독할 수 있기 위해, 그리고 수술받는 환자가 자기 모낭이 안전하게 분리되고 있는지를 확인하기 위해서입니다. 모낭을 분리하는 사람은 모니터를 사용하지 않습니다.

입체 양안 현미경을 이용해 실수 없이 모낭을 분리하기 위해서는 긴 숙련 기간이 필요합니다. 우리 병원에서도 신규 스태프가 채용되어 실제로 현미경 앞에 앉기까지는 평균 8개월의 교육 기간이 걸립니다. 교육 기간에는 실제 모낭을 분리하지 않고, 모낭과 가장 흡사한 절개감을 가진 모형을 이용해 교육합니다.

일부 병원에서는 프리랜서로 모발 분리 팀을 불러서 함께 수술합니다. 매일 모발 이식 수술이 있는 병원이라면 병원에서 직접 모낭 분리를 하겠죠. 그런데 가끔 수술하는 병원은 인건비 문제 때문에 프리랜서를 쓰게 되는 것 같습니다.

모발 이식은 채취하는 양이나 이식하는 양만 따져서는 안됩니다. 많이 채취해도, 많이 이식해도 제대로 생착이 되지 않는다면 소용이 없으니까요. 모낭 분리는 생착률에 큰 영향을 끼칩니다. 프리랜서 자체가 문제라고 보지는 않습니다. 좋은 실력을 갖춘 프리랜서들만 수술에 안정적으로 참여할 수 있다면 문제가 없겠죠. 하지만 프리랜서라는 건 소속되어 있지 않다는 거잖아요? 원하는 프리랜서만 정해서 공급받기가 쉽지 않습니다.

개구리알이 뭐길래

모발 이식 후의 모습을 보시면 올록볼록 튀어나와 있는 것을 확인하실 수 있습니다. 흔히들 개구리알이라고 표현하는데, 마이크로 펀치로 모낭을 채취할 때 같이 딸려 나온 피부 뚜껑입니다.

피부는 수분에 닿으면 팽창하는 성향이 있습니다. 두피와 연결되어 있으면 이런 증상이 없겠지만, 주위 조직과 연결되지 않은 상태이므로 잘 불어나죠. 이 불어난 부분이 두피 안까지 다 들어가지 않기 때문에 개구리알이 생깁니다. 개구리알의 유무로 수술의 성공과 실패를 점치는 사람들도 있는데, 그래서는 안 됩니다.

피부 뚜껑을 다듬는 과정을 비상피화 작업이라고 합니다. 식모기로 이식할 때는 비상피화 작업을 하는 게 더 편합니다. 피부 뚜껑이 있으면 이식기에 잘 들어가지 않거든요. 비상피화 작업을 거치면 개구리알이 생기지 않습니다. 수술 후 딱지 발생이 적어서 번거로움도 덜하죠.

　　이런 장점에도 그동안 많은 의사가 비상피화 작업을 하지 않은 데에는 나름의 이유가 있습니다. 아무래도 모낭을 다듬는 과정에서 조직에 손상을 줄 확률이 있거든요. 그리고 이 피부 뚜껑은 어차피 2주 정도가 지나면 자연스럽게 탈락합니다.

이식 후 주의 사항

모발 이식이 끝나면 일반적으로 당일 퇴원을 합니다. 퇴원 후 주의 사항은 병원마다 다를 수 있는데, 저는 다음과 같은 것들

모낭의 비상피화 조작 과정

피부 뚜껑

을 주의하라고 말합니다.

첫째, 운전을 해서 돌아가는 일은 삼가세요. 전신 마취가 아니라 부분 마취로 수술이 진행됐다고 해도 마취의 영향이 있을 수 있습니다. 보호자가 운전하거나 대중교통을 이용하길 권합니다.

둘째, 이식 부위를 건들지 마세요. 이식 후 3~4일까지는 유착이 되지 않아 이식모가 이탈할 수 있습니다. 자동차 문에 부딪혀서 모낭이 이탈하는 예도 종종 있습니다. 병원 밖에서 개인이 다시 집어넣기는 어렵습니다. 채취 부위 붕대는 건들지 말고, 이식 부위 랩은 집에 도착하시면 제거하세요.

셋째, 수술 당일 머리를 감으면 안 됩니다. 헐렁한 모자는 수술 직후에도 착용할 수 있습니다. 벗을 때는 이식 부위에 영향을 덜 주도록 뒤쪽부터 들어서 벗으세요. 옷을 입고 벗다가 이식모가 빠질 수 있으니 3~4일 정도는 단추 있는 옷을 입는 것이 좋습니다.

넷째, 수술한 당일에는 이식 부위에 소량의 출혈이 있을 수도 있습니다. 출혈 부위를 깨끗한 가제나 수건으로 10~15분 정도 가볍게 압박해 주세요. 이식 부위를 너무 세게 누르면 이식모가 튀어나올 수 있으니 주의하고, 출혈이 멈추지 않으면 수술한 병원에 문의해 주세요.

다섯째, 진통제와 항생제, 위 보호제는 수술 당일 저녁부터 먹고, 아침과 저녁으로 복용해 주세요. 부기 억제제는 수술 다음 날 아침부터 하루 한 번 약 봉투에 표시된 순서대로 복용하세요.

여섯째, 부기가 얼굴 쪽으로 내려오지 않도록 바로 누워서 자는 게 좋습니다. 피가 배어 나올 수 있으니, 수건을 머리 아래에 깔고 자도록 하세요. 부기 감소를 위해서는 얼음찜질을 합니다. 처음에 부기가 없다고 얼음찜질하지 않으면 3~4일째 부기가 심할 수도 있습니다. 딱지가 생기면 억지로 떼어 내지 마세요. 흉터가 생길 수도 있습니다.

일곱째, 이식 일주일 후부터 이식모들이 빠지기 시작합니다. 앞머리가 갈라지거나 비어 보일 수 있으나 자연스러운 현상이며 다시 회복됩니다. 딱지와 함께 빠지기도 합니다.

여덟째, 흡연은 자제해 주세요. 니코틴 성분이 말초 혈관 수축을 유발하여 혈류량을 감소시킵니다. 일산화 탄소 성분은 산소 흡수를 방해해 조직에 산소 부족을 유발합니다. 음주는 출혈을 유발할 수 있으니 약을 먹는 동안에는 삼가고, 운동 역시 잠시 쉬어 주세요. 일주일 후부터 가벼운 운동을, 2주 후부터는 평소 하던 대로 운동해도 좋습니다.

아홉째, 절개법일 경우 10~14일이 지나 실밥을 제거합니다. 1~2개월간은 흉터가 커지지 않도록 고개를 많이 숙이지 않도록 해주세요. 파마나 염색은 2개월 정도 후를 권합니다. 색소 침착이 될 수 있으니 한 달 정도는 햇빛에 심하게 노출되지 않도록 하세요.

열째, 두피 감각 저하는 자연스러운 현상입니다. 6~8주 이내에 대부분 회복되며, 길게는 1년 정도 가기도 합니다.

EGF

모발 이식이 끝나면 영양 젤을 발라 줍니다. 영양 젤은 EGF 성분으로 구성되어 있습니다. 상피 세포 성장 인자Epedermal Growth Factor, EGF는 상피 세포의 증식을 촉진해 피부 재생을 돕습니다. 그동안 성형외과 영역에서 당뇨병 궤양이나 화상 환자의 상처 치료를 위해 많이 사용해 왔는데, 이를 모발 이식 분야에도 적용한 것이죠.

실제로 모발 이식 환자와 헤어라인 교정 대상자에게 사용해 보니 약간의 차이로 붉은 기운의 감소가 빨라졌고, 이식 부위가 더 깨끗해진 느낌이 들었습니다. 슬릿 방식의 모발 이식은 피딱지가 많이 생기지 않고 붉은 기가 적기 때문에 사용 전후 체감 차이는 크지는 않습니다. 식모기를 사용할 때 체감 효과는 커질 거예요.

최적의 상처 회복을 위해서는 상처 부위의 습한 환경 유지가 중요해요. 요즘은 밴드도 메디폼 같은 습윤 밴드를 많이 쓰잖아요. 집에서도 EGF 스프레이를 사용하면 좋습니다. 저는 30분에서 한 시간마다 뿌리길 권합니다. 그게 어려우면 하루에 세 번 이상만 뿌려 주면 됩니다.

병원에서 제공한 EGF 스프레이를 다 사용했다면 굳이 새로 살 필요는 없습니다. 제공된 EGF를 모두 사용한다면 우리가 의도하는 효과는 충분히 얻었으리라 보거든요. 그래도 생리식염수나 정수된 물을 사용해서 이식 부위에 수분을 공급해 주는 것이 좋습니다.

고압 산소 치료

성형외과에서는 예전부터 고압 산소 치료를 조직 이식 수술에 적용하고 있습니다. 성장 인자를 증가시켜 신생 혈관 생성을 원활하게 만들고, 허혈 조직의 생착률도 높여 주니까요. 전공의 시절 제 은사인 박병윤 교수님이 구개순 환자에게 복합 조직 이식을 할 때도 고압 산소 치료를 적극적으로 적용해서 좋은 결과를 얻었던 기억이 있습니다. 모발 이식은 사실 모발이 아니라 모낭 세포 조직을 이식하는 수술입니다. 조직 이식 수술이라는 면에서는 같죠.

이식하기 전 각각의 모낭은 모세 혈관으로부터 영양분과 산소를 공급받습니다. 그런데 이식 후에는 모세 혈관이 바로 생성되는 게 아니에요. 모낭 세포 스스로 영양분을 조달하고 대기 중의 산소를 받아서 생존해야 합니다.

부족한 영양분은 이식 시 모낭 세포를 최대한 두툼하게 만들어 자체적으로 최대한의 영양분을 머금게 하고, 이식 부위 주변에 떠다니는 혈장을 통해서 공급받을 수 있습니다. 하지만 산소를 공급받기에 대기 중의 산소 포화 농도는 매우 낮습니다. 압력이 없으면 산소가 이식된 모낭 세포로 들어가질 못하므로

수술 후 D+3 고압 산소 치료

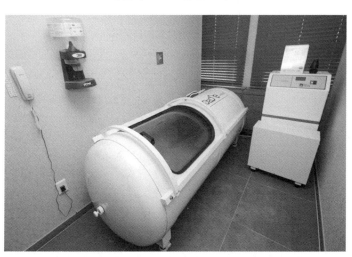

적어도 2기압에 가까운 압력으로 100퍼센트의 산소를 밀어 넣어 줘야 합니다.

저는 모발 이식 후 환자들에게 하루에 40분씩 4일간 고압 산소 치료를 권하고 있는데, 많은 환자분이 거리와 시간상의

고압 산소 치료와 모세 혈관

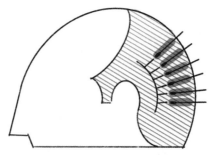

모세 혈관을 통해 산소와 영양분을 공급

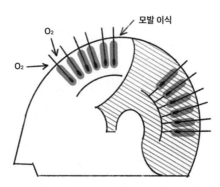

모세 혈관이 생성되기 전까지 외부에서 고압 100퍼센트 산소 투입

문제로 수술 당일과 다음 날까지만 받고 있습니다. 하지만 이 것만으로도 큰 도움이 된다고 생각하고 있습니다.

운동선수들도 고압 산소 치료를 이용하고는 합니다. 부상 부위는 산소 소모량이 20~30퍼센트 정도 더 높아지기 때문에 고압 산소 치료가 회복 기간을 줄여 주거든요. 그런데 운동선 수들을 위한 고압 산소 치료와 모발 이식할 때의 고압 산소 치 료가 조금 다르기는 합니다. 운동선수들은 산소 포화 농도가 30퍼센트 정도입니다. 우리 병원에서는 산소 농도가 100퍼센 트예요. 압력에서도 저희가 더 강합니다. 그래서 운동선수용 탱크에 들어가면 쾌적한 기분이 들지만, 모발 이식할 때의 탱 크에 들어가면 귀가 먹먹해요. 폐소 공포증이 있다거나 중이염 이 있으면 사용을 권하지 않을 정도니까요. 뭐가 더 좋다, 나쁘 다가 아닙니다. 용도에서의 차이가 있는 거죠. 운동선수들은 빠른 회복을 위해서 이용하는 것이고, 모발 이식 후에는 모낭 세포에 직접 산소를 공급하기 위해서 이용하는 것입니다.

고압 산소 치료가 꼭 필요한 것은 아니지만, 만일 제가 모 발 이식을 받는 탈모 환자라면 수술 후에 열심히 고압 산소 치 료를 병행하고 싶습니다.

모발 이식 후 샴푸법

병원마다, 그리고 의사마다 모발 이식 후 샴푸 방법은 다를 수 있습니다. 물로만 감으라는 의사도 있고, 물 없이 감는 노 린스 샴푸나 드라이 샴푸를 쓰라는 의사도 있고, 순한 형태의 샴푸를 쓰라는 의사도 있고, 상처 부위가 감염되거나 이식모가 빠질 염려로 아예 몇 주간 샴푸를 하지 말라는 의사도 있습니다.

최근에는 수술 직후나 다음 날부터 샴푸하는 것이 일반적입니다. 샴푸를 하지 않으면 두피의 피지 분비가 굉장히 증가하고, 세균에 의해 분해되면서 불포화 지방산이 생깁니다. 이게 오히려 염증의 원인이 돼요.

모낭이 유착되지 않은 상태는 마치 접착제가 아직 굳지 않았을 때와 비슷합니다. 원래 하던 방법대로 강하게 머리를 감으면 이식 모낭이 빠질 수 있습니다. 수술 다음 날은 병원에 방문하길 권합니다. 이때 샤워와 샴푸에 대한 교육을 다시 한번 하지요. 모발 이식 후 2주 정도는 다음에 설명하는 방법으로 머리를 감았으면 합니다.

우선 수압을 약하게 한 샤워기를 이용해 머리 전체에 물을 충분히 적셔 주세요. 물 온도는 너무 뜨겁지도 차갑지도 않은 미지근한 온도로 해야 합니다. 거품 형태로 분사되는 샴푸(보통 병원에서 제공)를 이식 부위에 뿌려 주세요. 거품 형태 샴푸가 없다면 손으로 거품을 낸 후 이식 부위에 올리고 3~5분 정도 기다립니다. 기다리는 동안, 이식 부위를 제외한 다른 부위를 샴푸로 씻습니다. 채취 부위는 부드럽게 살살 문질러 주세요.

이식 부위는 거품과 함께 가볍게 두드려 주고, 전체적으로 충분히 샴푸를 했으면, 수압이 약한 샤워기를 사용해 천천히 부드럽게 헹궈 줍니다. 이식 부위는 드라이기나 수건을 사용하지 말고, 자연스럽게 건조하도록 해주세요.

채취 부위는 아직 감각이 떨어져 있습니다. 드라이기 사용 시 너무 뜨거운 바람으로 말리면 화상의 위험성이 있어요. 가급적 차가운 바람을 쓰거나, 드라이기를 멀리 떨어뜨려 써주세요.

탈모인 인터뷰

탈모 생활자의 수기(30대, 남성, 작가)

군대에 좀 늦게 갔습니다. 대학교 4학년이 되어서야 갔으니까요. 늦게 간 데에는 나름대로 이유가 있었습니다. 제 인생의 모토는 〈즐길 수 없다면 피해라〉거든요. 〈피할 수 없다면 즐겨라〉가 아니라요. 군대는 즐기는 곳이 아니잖아요? 미루고 미루다가 그래도 졸업하기 전에는 가야 할 것 같아서 뒤늦게 가게 됐죠.

고생을 많이 했습니다. 자대 배치를 받고 3일 만에 병원에 실려 갔거든요. 병명은 암이었습니다. 림프샘암. 그래도 저는 덤덤했습니다. 암이면 전역할 수 있기에 나쁠 것도 없다고 생각했죠. 그런데 오진이었습니다. 다행히도 암이 아니었고, 불행히도 전역할 수 없었습니다.

부대에 복귀하여 군 생활을 잘하고 있는데, 지나가던 군의관이 저를 빤히 바라보더니 의무실로 따로 불렀습니다. 〈이대로 가다가는 너의 5년 후를 장담할 수 없다〉라고 말씀하더군요. 암을 이겨 낸 사나이(상대방의 불참으로 인한 부전승)에게 두려울 게 뭐가 있겠습니까? 도대체 무슨 일이냐고 묻자 〈탈모〉라고 대답해 주었습니다. 부대 밖의 군 병원으로 외진까지 끊어 주셨죠.

군 병원에서 탈모 진료를 받으면 기분 나쁜 게 뭔지 아세요? 의사 선생님이 머리를 보기도 전에 〈탈모〉라고 말한다는 거예요. 군대에서는 모자 벗는 걸 〈탈모〉라고 하거든요. 옷을 벗는 걸 〈탈의〉라고 하는 것처럼요. 탈모하라고 해서 탈모했더니 탈모라고 했습니다. 무슨 검사도 없이 보자마자 〈딱〉 하고요.

뿌리는 미녹시딜과 먹는 피나스테리드 중 하나를 고르라고 했습니다. 피나스테리드는 낮은 확률로 성기능 저하의 위험이 있다고 했죠. 그 나이대의 군인들에게 280으로 키, 아이큐, 성기 크기를 배분하라고 해보세요. 너무 적다고 항의할 애들입니다. 260은 너무 적다고요. 저도 비슷한 사람입니다. 뿌리는 미녹시딜을 선택했습니다.

저는 암 앞에서도 덤덤했던 사람입니다. 암은 목숨과 관련이 있을 뿐만 아니라 머리숱과도 관련이 있습니다. 항암 치료를 하면 머리카락이 빠지니까요. 그런데 탈모는 고작 머리숱하고만 관련이 있잖아요? 덤덤하지 않을 이유가 없습니다.

약을 받고 제대로 뿌리지도 않았습니다. 저는 외모에 신경을 쓰는 편이 아니었거든요. 머리는 중학생 때부터 반삭발 9밀리미터로 밀고 다녔습니다. 제가 무슨 반도체도 아니고, 9밀리미터나 0밀리미터나 큰 차이는 아니잖아요? 암이 오진인 것처럼 탈모가 오진일 수도 있다고 생각했고요.

전역하고 몇 년이 지나서 깨달았습니다. 군 병원에 오진은 있을 수 있지만, 과잉 진료는 없다는 것을요. 이마 라인의 상승 속도는 대단했습니다. 강남 아파트 가격 상승? 그건 우스운 수준이었습니다. 태평양을 건너 미국의 테슬라나 엔비디아의 주가 상승과 견줘야 했을 정도니까요.

스트레스를 받게 되더라고요. 머리카락이 빠지면 햇빛에만 더 노출되는 게 아닙니다. 사람들의 잔소리에도 더 노출됩니다. 세상 사람들은 남의 머리에도 신경을 많이 썼습니다. 머릿속에 무엇이 들어있는지가 아니라 머리숱이 얼마나 들어있는지에 관해서요. 원래 헤어스타일에 신경 안 쓴다고 말해도 소용없었습니다. 머리카락이 없으면 헤어스타일에 신경을 〈안〉 쓰는 게 아니라 〈못〉 쓰는 거라고, 작가라면 〈안〉과 〈못〉의 차이를 확실히 알아야 한다고 핀잔을 듣기도 했죠.

모욕 아닌 모욕 속에서 저 역시도 모욕이 생겼습니다. 모욕(毛慾), 머리카락에 대한 욕구요. 자크 라캉은 이렇게 말했습니다. 인간은 타인의 욕망을 욕망한다고요. 저는 제 발로 병원에 찾아갔습니다.

이번에도 의사 선생님은 보자마자 탈모를 진단했습니다. 일단은 약을 먹고 상황을 지켜보자고 했죠. 저도 동의했습니다. 원래 탈모 치료 자체에 큰 관심이 없었던 만큼 주사 치료나 모발이식은 과하다고 생각했죠. 돈을 많이 쓰는 데에도 거부감이 있었고요. 이번에는 피나스테리드를 받았습니다. 약값은 휴대폰 요금보다 적게 나옵니다.

약이 효과가 좋더라고요. 과거만큼은 아니지만 이마 라인이 어느 정도 내려왔고, 정수리는 거의 일반인 수준까지 채워졌습니다. 그리고 혹시나 해서 말씀을 드리자면 부작용은 없었습니다.

가장 좋은 점은 조언인 척하는 소음들이 잦아들었다는 것입니다. 소음을 즐길 수 없다면 피해야죠.

에필로그

옛날 중국에는 〈편작〉이라고 불리는 명의가 있었습니다. 편작은 삼 형제 중 막내였는데, 형제 모두가 의사였습니다. 어느 날왕은 편작에게 형제 중 누구의 실력이 가장 뛰어난지 물었습니다. 편작은 큰형의 실력이 가장 뛰어나고, 작은형이 그다음이고, 자기는 가장 아래라고 했죠. 왕은 의아할 수밖에 없었습니다. 편작과 달리 두 형은 유명하지 않았거든요. 그 이유에 대해묻자, 편작은 이렇게 대답했습니다.

　「큰형은 환자가 고통을 느끼기도 전에 표정과 음색으로 이미 그 환자에게 닥쳐올 큰 병을 알고 미리 치료합니다. 환자는의사가 자신의 큰 병을 치료해 주었다는 사실조차 모르니 명성이 집 밖으로 넘어가지 못합니다. 또한, 작은형은 병이 나타나는 초기에 치료합니다. 그대로 두었으면 목숨을 앗아 갈 큰 병이 되었을지도 모른다는 사실을 다들 눈치채지 못합니다. 이 탓에 가벼운 병이나 고치는 시시한 의사로 평가받아 그 명성이 마을 하나를 넘어가지 못합니다. 저는 병이 커질 때까지 알아차리지 못해 중병을 앓는 환자들을 치료하게 됩니다. 그러니 제 명성만 널리 퍼지는 것입니다.」

이 얘기는 탈모 치료에서도 시사하는 바가 있습니다. 저는 원래 어떻게 하면 수술을 잘할 수 있을지만 고민했습니다. 모발 이식의 생착률을 높이기 위해, 절개를 더 깔끔하게 하기 위해, 대량 이식을 하기 위해 노력해 왔죠. 아무래도 성형외과 전문의다 보니 더 그런 것도 같습니다.

그런데 생각이 차츰 바뀌더군요. 탈모를 예방하거나 초기에 치료해서 모발 이식을 받지 않는 게 더 나은 것 같았죠. 편작의 작은형처럼 말입니다. 그래서 최근에는 모발 이식에 관한 연구보다는 수술 외의 치료에 관한 연구를 더 많이 하고 발표하고 있습니다.

저는 더 나아가 탈모가 아예 고민이 되지 않는 세상을 꿈꾸고는 합니다. 편작의 큰형처럼 되고 싶은 거죠. 현실에서는 아직 멀었지만 이 책의 순서만큼은 큰형, 작은형, 편작의 마음으로 써봤습니다.

편작의 큰형처럼 된다면 명성이 집 밖을 벗어나지 않을지도 모릅니다. 그래도 상관없습니다. 집안에서 딸아이에게 존경받는 아버지가 된다면 그것만으로도 저는 충분하니까요.

참고 문헌

1. 유현준, 「6장 파라오와 진시황제가 싸우면 누가 이길까」, 『어디서 살 것인가』(서울: 을유문화사, 2018)
2. 이미나, 「만나기 꺼려지는 이성 조건… 탈모 남성-뚱뚱 여성」, 『한국경제』, 2012년 7월 20일 자.
3. 노기섭, 「미혼 남녀들 〈몸꽝女〉, 〈탈모男〉 가장 꺼려」, 『문화일보』, 2012년 7월 20일 자.
4. 나성률, 「20대 남성, 탈모에 발목 잡힐라」, 『스포츠조선』, 2011년 11월 18일 자.
5. 강영수, 「대머리 이유로 채용 거부한 대형 호텔… 인권위 〈외모 차별〉」, 『조선일보』, 2017년 1월 24일 자.
6. 「대머리라서 채용 안돼… 인권위, 고용 차별 행위」, 『세계일보』, 2018년 1월 6일 자.
7. 박영규, 「명예 훼손 범위 신중하고 엄격 적용을」, 『주간동아』, 2011년 11월 14일 자.
8. 「온라인 게임 중 채팅창에 〈삐꺼, 대머리〉라는 내용의 글을 올린 행위가 명예 훼손죄에 해당하는지 여부」, 『명쾌한 판사 대법원

영블로거위원회』, 대법원 2011. 10. 27. 선고 2011도9033 판결.

9. James B. Hamilton, EFFECT OF CASTRATION IN ADOLESCENT AND YOUNG ADULT MALES UPON FURTHER CHANGES IN THE PROPORTIONS OF BARE AND HAIRY SCALP, *The Journal of Clinical Endocrinology & Metabolism*, Volume 20, Issue 10, 1 October 1960, pp. 1309–1318, https://doi.org/10.1210/jcem-20-10-1309.

10. 한국갤럽, 「갤럽 리포트: 탈모(脫毛)에 대한 조사- 2013/2019년」, 2019년 2월.

11. 김태훈, 「3500년 전에도 바르는 탈모약 있었다」, 『경향신문』, 2022년 1월 15일 자.

12. 손인규, 「남성이 1년 동안 복용하는 탈모약 개수는?」, 『의학신문』, 2013년 11월 21일 자.

13. 한국 MSD, 「국가별 인구 대비 프로페시아 판매량 〈프로페시아 지수〉 발표: 국가별 20~39세 남성 1인당 프로페시아 판매량 수치화」, 『메디컬 월드 뉴스』, 2013년 11월 20일 자.

14. 김은아, 「한국 남성들, 탈모 괴롭지만 의사 안 만나」, 『의협신문』, 2011년 3월 15일 자.

15. Freud, E., Di Giammarino, D. & Camilleri, C. Mask-wearing selectivity alters observers' face perception, *Research* 7, 97 (2022). https://doi.org/10.1186/s41235-022-00444-z.

16. 이승구, 「〈마기꾼〉 근거 있다? 카디프대, 마스크 쓰면 맨얼굴보다 매력적·파란색이 최고」, 『세계일보』, 2022년 1월 14일 자.

17. Picavet, Valerie A. M.D.; Prokopakis, Emmanuel P. M.D., Ph.D.; Gabriëls, Lutgardis M.D., Ph.D.; Jorissen, Mark M.D., Ph.D.; Hellings, Peter W. M.D., Ph.D., High Prevalence of Body Dysmorphic Disorder Symptoms in Patients Seeking Rhinoplasty,

Plastic and Reconstructive Surgery, pp. 509-517, August 2011. | DOI: 10.1097/PRS.0b013e31821b631f.

18. Frank Muscarella, Michael R. Cunningham, The evolutionary significance and social perception of male pattern baldness and facial hair, *Ethology and Sociobiology*, Volume 17, Issue 2, 1996, pp. 99-117, https://doi.org/10.1016/0162-3095(95)00130-1.

19. Zaria Gorvett, The benefits of going bald, BBC, 2016. 9. 23.

20. Salvador, Arias-Santiago., María, Teresa, Gutiérrez-Salmerón., Agustín, Buendía-Eisman., María, Sierra, Girón-Prieto., Ramón, Naranjo-Sintes. (2010). A comparative study of dyslipidaemia in men and woman with androgenic alopecia, Acta Dermato-venereologica, 90(5):485-487. doi: 10.2340/00015555-0926.

21. Gonul M, Cakmak SK, Soylu S, Kilic A, Gul U. Serum vitamin B12, folate, ferritin, and iron levels in Turkish patients with alopecia areata. Indian J Dermatol Venereol Leprol 2009;75:552.

22. Emily L. Guo1, Rajani Katta., Diet and hair loss: effects of nutrient deficiency and supplement use, Dermatol Pract Concept 2017 Vol 7, No 1, http://dx.doi.org/10.5826/dpc.0701a01.

23. 소비자주권시민회의, 「기능성 화장품인 샴푸로 탈모 치료? 허위·과대광고 여전히 심각」, 2022년 9월, http://cucs.or.kr/?p=11728.

24. 소비자주권시민회의, 「탈모 샴푸 허위·과대 광고 〈적발〉해도 공개 〈불가〉, 거꾸로 가는 식약처… 국민 안심 아닌 기업 안심 우선」, 2022년 11월, http://cucs.or.kr/?p=12250.

25. 김치중, 「이성 호감도 1분 이내 파악… 탈모男 호감도 최악, 인크루트·강한피부과 〈이성 외모 호감도〉 조사 결과」, 『경향신문』, 2012년 12월 27일 자.

26. Yang CC, Hsieh FN, Lin LY, Hsu CK, Sheu HM, Chen W. Higher body mass index is associated with greater severity of alopecia in men with male-pattern androgenetic alopecia in Taiwan: a cross-sectional study. J Am Acad Dermatol. 2014 Feb;70(2):297-302.e1. doi: 10.1016/j.jaad.2013.09.036. Epub 2013 Nov 1. PMID: 24184140.

27. Heilmann-Heimbach, S., Herold, C., Hochfeld, L. et al. Meta-analysis identifies novel risk loci and yields systematic insights into the biology of male-pattern baldness, Nat Commun 8, 14694 (2017). https://doi.org/10.1038/ncomms14694.

28. 김종철, 「獨 연구진 〈키 작은 남자가 탈모 가능성이 더 높다〉」, 『조선일보』, 2017년 3월 17일 자.

29. Shirazi F, Shakoei S, Nasimi M, Abedini R. The relationship between ABO and Rh blood groups with alopecia areata. Dermatol Pract Concept. 2023;13(1):e2023060. DOI: https://doi.org/10.5826/dpc.1301a60.

30. Shi, X., Tuan, H., Na, X., Yang, H., Yang, Y., Zhang, Y., The association between sugar-sweetened beverages and male pattern hair loss in young men, *Nutrients*, 15(1), p. 214.

31. 이슬비, 「〈이 음료〉 자주 마시는 남성, 탈모 위험 높아」, 『헬스조선』, 2023년 7월 2일 자.

32. Park DW, Lee HS, Shim MS, Yum KJ, Seo JT., Do Kimchi and Cheonggukjang Probiotics as a Functional Food Improve Androgenetic Alopecia? A Clinical Pilot Study, World J Mens Health, 2020 Jan;38(1):95-102. doi: 10.5534/wjmh.180119. Epub 2019 Aug 5. PMID: 31385480; PMCID: PMC6920077.

33. Robert Haber, 2020, The Role of Photobiomodulation for

Amplifying the Effects of PRP, Exosomes, and Medications in the Treatment of Hair Loss, ISHRS 28th World Congress, Virtual, Presentation.

34. Kim H, Choi JW, Kim JY, Shin JW, Lee SJ, Huh CH., Low-level light therapy for androgenetic alopecia: a 24-week, randomized, double-blind, sham device-controlled multicenter trial, Dermatol Surg, 2013 Aug;39(8):1177-83. doi: 10.1111/dsu.12200. Epub 2013 Apr 3. PMID: 23551662.

35. Jimenez, F. and Shiell, R.C. (2015), The Okuda Papers: an extraordinary _ but unfortunately unrecognized _ piece of work that could have changed the history of hair transplantation. *Exp Dermatol*, 24: pp. 185-186, https://doi.org/10.1111/exd.12628.

36. Azar, R.P. (2019). History of Autologous Hair Transplantation. In: FUE Hair Transplantation, Springer, Cham, https://doi.o rg/10.1007/978-3-319-75901-2_1.

37. Joe Cantlupe, HL20: JOHN E. WENNBERG, MD—VARIATIONS IN CARE AND THE CONSTANT SEARCH FOR A BETTER WAY, JCANTLUPE@HEALTHLEADERSMEDIA.COM, December 13, 2012.

38. Eleanor Lawrence, His hair today, her?s tomorrow, Nature (1999). https://doi.org/10.1038/news991104-12.

39. Beehner, M. 96-hour study of FU graft "out of body" survival comparing saline to Hypothermosol/ATP solution, Hair Transplant Forum Int'l. 2001.

참을 수 없는 모발의 가벼움

지은이 김진오 **발행인** 홍예빈·홍유진

발행처 사람의집(열린책들) **주소** 경기도 파주시 문발로 253 파주출판도시

대표전화 031-955-4000 **팩스** 031-955-4004

홈페이지 www.openbooks.co.kr **email** webmaster@openbooks.co.kr

Copyright (C) 김진오, 2024, *Printed in Korea*.

ISBN 978-89-329-2436-6 03510 **발행일** 2024년 5월 20일 초판 1쇄

사람의집은 열린책들의 브랜드입니다.

시대의 가치는 변해도 사람의 가치는 변하지 않습니다.

사람의집은 우리가 집중해야 할 사람의 가치를 담습니다.

사람의집은 독자 여러분의 투고를 기다리고 있습니다. 좋은 기획안이나 원고가 있다면
사람의집 이메일 home@openbooks.co.kr로 보내 주십시오.